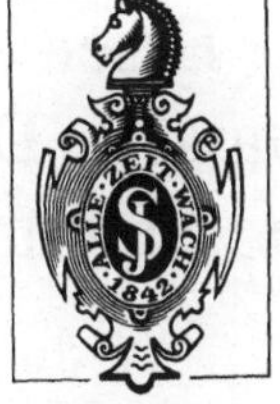

Fortbildung

Operative Medizin

Herausgegeben von
G. Gille · Essen B. Horisberger · St. Gallen
B. Kaltwasser · Duisburg K. Junghanns · Heidelberg
R. Plaue · Mannheim

D. Zeidler L. Weik

Thoraxoperationen

Geleitwort von K. Junghanns

Mit 65 Abbildungen

Springer-Verlag
Berlin Heidelberg New York 1981

Priv.-Doz. Dr. Dietmar Zeidler
Städtisches Krankenhaus Merheim
Lungenklinik
Ostmerheimer Straße 200
5000 Köln 91

Frau Luitgard Weik
Leitende OP-Schwester
Klinik für Thoraxerkrankungen
Krankenhaus Rohrbach
6900 Heidelberg

ISBN-13: 978-3-540-10601-2 e-ISBN-13: 978-3-642-67964-3
DOI: 10.1007/978-3-642-67964-3

CIP-Kurztitelaufnahme der Deutschen Bibliothek
Zeidler, Dietmar:
Thoraxoperationen/D. Zeidler; L. Weik. – Berlin; Heidelberg; New York: Springer, 1981.
(Fortbildung: Operative Medizin)

NE: Weik, Luitgard:; Fortbildung/Operative Medizin

Satz- und Bindearbeiten: Appl, Wemding. Druck: aprinta, Wemding
2119/3140-543210

Geleitwort

Die Operationen im Bereich des Brustkorbs sind in diesem Band der Fortbildungsreihe für Schwestern, Pfleger, Studenten und Ärzte zusammengefaßt. Besonders für die im Operationssaal Tätigen soll ein Überblick über die einzelnen Eingriffe dieses Teilgebietes der Chirurgie gegeben werden. Wir glauben, daß die zunehmende Spezialisierung eine gesonderte Darstellung der Instrumente, der operativen Zugangswege und der verschiedenen Eingriffe notwendig macht. Im speziellen Teil werden jeweils Operationsziel und -technik und die Besonderheiten aufgeführt. Die allen Operationen gemeinsamen Probleme sind in den einführenden Kapiteln zusammengefaßt.

Durch übersichtliche Anordnung und zahlreiche Schemata der Instrumente und Operationen soll die Einarbeitung für alle Mitarbeiter in der Thoraxchirurgie erleichtert werden. Die Operationen am Herzen sind in dem Band „Herz- und Gefäßoperationen“ der gleichen Reihe zusammengefaßt.

K. Junghanns
(Federführender Herausgeber)

Vorwort

Thoraxchirurgische Operationen erfordern einen hohen personellen und instrumentellen Aufwand. Zusätzlich sind die Methoden der thorakalen endoskopischen Diagnostik zu berücksichtigen. Zum Verständnis des Ablaufs des operativen Eingriffs ist ein Basiswissen in Anatomie und Physiologie unbedingt erforderlich. Nur so ist die reibungslose Zusammenarbeit zwischen Operateur und Operationsschwester bzw. -pfleger möglich.

Ziel dieses Buches ist es, aufbauend auf den genannten Grundkenntnissen, systematisch einen Überblick zu geben über operative Eingriffe im Thorax und ihren Ablauf in den einzelnen Phasen. Zum besseren Verständnis ist jeweils das Operationsziel definiert, das dann in den einzelnen operativen Schritten prinzipiell dargestellt wird. Zusätzlich werden die einzelnen Operationsphasen durch Strichzeichnungen und Operationsskizzen erläutert.

In den verschiedenen Organkapiteln sind jeweils die diagnostischen und therapeutischen Eingriffe zusammengefaßt, da sie ja oftmals fließend ineinander übergehen. Zusätzlich zu den Eingriffen bei Erkrankungen werden die Verletzungen in den einzelnen Organkapiteln abgehandelt.

Für wesentliche Teilbereiche z. B. Bronchoskopie, Pleurapunktion oder Lungenresektion werden tabellarisch die benötigten Instrumente und das Nahtmaterial aufgelistet. Selbstverständlich ist dies, insbesondere bei den Nahtmaterialien, nur als Anhaltspunkt gedacht, der individuell nach eigenen Erfahrungen variiert werden kann.

Besonders eingegangen wird auf die Tatsache, daß sowohl in allgemeinchirurgischen/traumatologischen als auch thoraxchirurgischen Abteilungen Eingriffe der genannten Art durchgeführt werden. Es wurde deswegen darauf Wert gelegt, eine Synthese der verschiedenen Anforderungen in diesen unterschiedlichen Fachbereichen zu gewinnen.

Das Buch soll ein Beitrag sein zur Kooperation zwischen Chirurg und instrumentierender Schwester im Operationsbereich.

Dank zu sagen ist besonders Herrn Gattung, der die zahlreichen Operationsskizzen und Schemazeichnungen anfertigte.

April 1981

Dietmar Zeidler
Luitgard Weik

Inhaltsverzeichnis

A. Allgemeiner Teil

B. Spezieller Teil

A. Allgemeiner Teil

1 Instrumente für thoraxchirurgische Eingriffe

Bei thoraxchirurgischen Eingriffen werden neben den aus der Allgemeinchirurgie bekannten Instrumenten, wie Pinzetten, Scheren etc., wegen der Tiefe intrathorakaler Operationsbereiche häufig langstielige Instrumente neben den Standard-Instrumenten in besonders langer Ausführung benötigt. Daneben sind zur Eröffnung des Brustkorbes oder für Operationen am knöchernen Brustkorb spezielle Instrumente erforderlich.

Zur Auslösung der Rippen aus dem Periostschlauch wird ein Raspatorium mit gerader oder gebogener Kante benötigt (Abb. 1). Zum Abschieben der hinteren Periostschlauchanteile wird ein rechts- oder linksläufiges Raspatorium nach Doyen benutzt. Die Rippen werden mit der Rippenschere, z. B. Modell nach Sauerbruch, nach Liston, nach Brunner etc., durchtrennt. Der Durchtrennung der 1. Rippe dient die Rippenschere nach Sauerbruch-Frey. Zur Aufspreizung der Zwischenrippenräume und der mechanischen Offenhaltung der aufgespreizten Interkostalräume während des Eingriffes dienen die Rippensperrer (Abb. 2). Häufig verwendete Modelle sind Sperrer nach Tuffier, Finochietto (speziell angepaßte kleine Modelle für Kinder- und Säuglingschirurgie) etc. Wichtig ist die

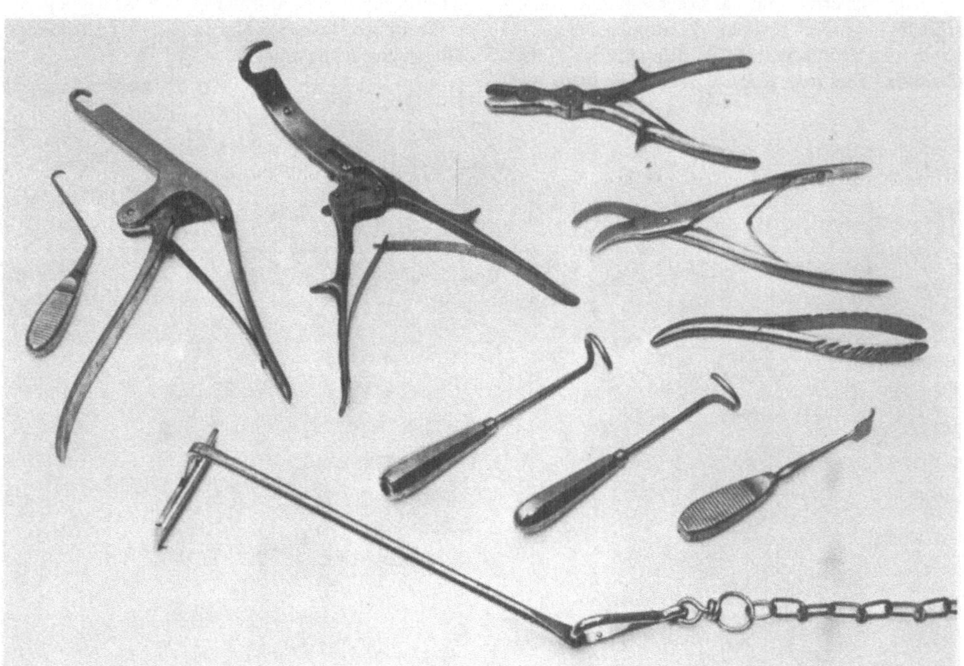

Abb. 1. Die *obere Reihe* zeigt von links nach rechts: 1. Abgewinkelter Einzinker für die 1. Rippe; 2. Rippenschere nach Sauerbruch-Frey für die 1. Rippe; 3. Rippenschere nach Brunner; 4. Knochenzange nach Luer; 5. Schere nach Liston; 6. Knochenfaßzange. Die *untere Reihe* zeigt von links nach rechts: 1. Gefensterter Schulterblatthaken mit Befestigungskette; 2. + 3. Gebogenes Raspatorium nach Doyen links- und rechtsläufig; 4. gerades Raspatorium

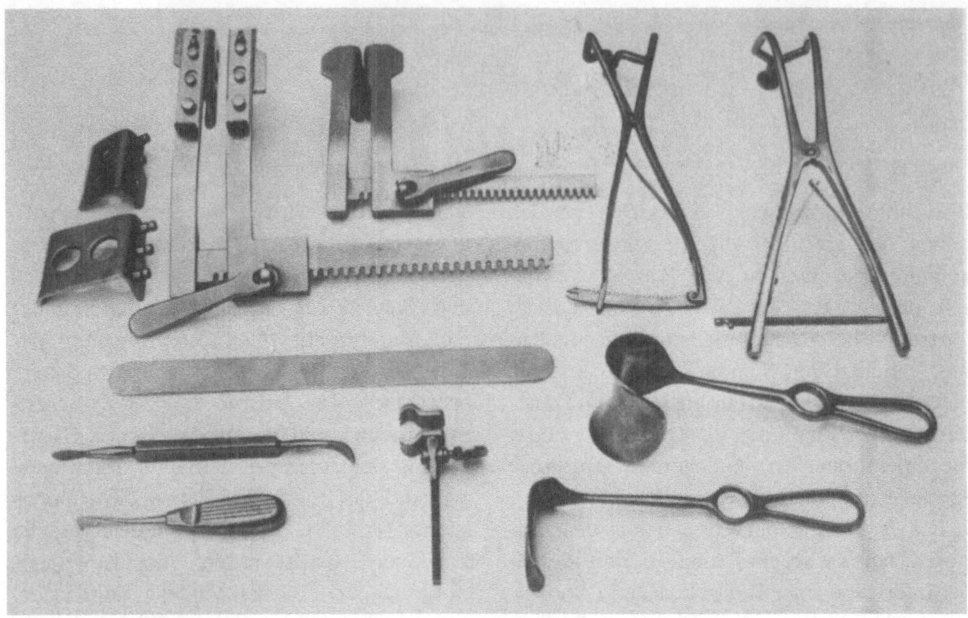

Abb. 2. Die *obere Reihe* zeigt von links nach rechts: 1. Rippensperrer mit auswechselbaren, unterschiedlich großen Spateln; 2. Rippensperrer für Kinder nach Finochietto; 3., 4. Rippenspreizer nach Gaubatz. Die *untere Reihe* zeigt von links nach rechts: 5. Gerader Spatel; 6. Raspatorium nach Kleesattel; 7. Raspatorium gerade; 8. Rippenkontraktor nach Bailey; 9. Haken nach v. Langenbeck; 10. großer Schaufelhaken

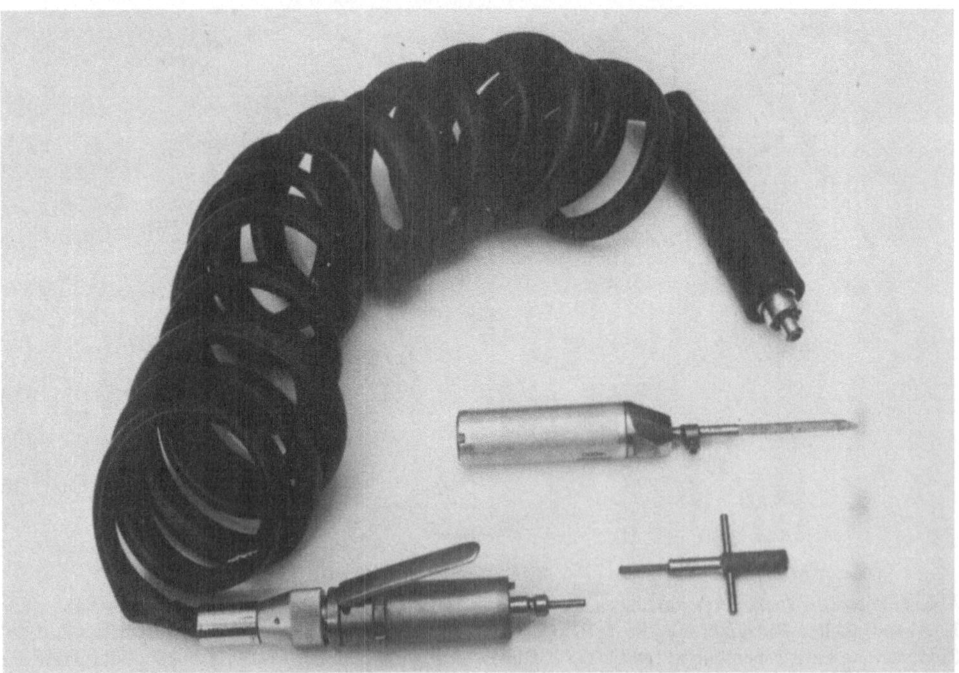

Abb. 3. Mit Druckluft betriebene oszillierende Säge. *Links* das zuführende Druckluftkabel mit dem Ansatz für den Sägenkopf mit auswechselbarem Sägeblatt *(Mitte)*. *Rechts unten* ein Sechskantschlüssel für das Sägeblatt.

Verwendung eines Rippensperrers mit auswechselbaren, in Länge und Breite variablen Spateln. Zur Aufspreizung der Zwischenrippenräume dient weiterhin ein Rippenspreizer nach Gaubatz. Zum Weghalten des Schulterblattes verwendet man einen großen Schaufelhaken oder einen Schulterblatthaken (Sonderanfertigung s. Abb. 1). Beim Thoraxverschluß kann ein Rippenkontraktor nach Bailey eingesetzt werden, um die perikostalen Nähte ohne Spannung knoten zu können (Abb. 2).

Die Durchtrennung des Brustbeines (Abb. 3) erfolgt mit der oszillierenden Säge, im Notfall mit dem Lebsche-Meißel oder der Schere nach Liston (Abb. 4). Dem Schutz der intrathorakalen Organe dient bei der Durchtrennung des Brustbeines eine gerade Rinnensonde entsprechender Größe.

Die Präparierarbeiten im Thoraxinneren erfolgen im wesentlichen mit Präparierklemmen unterschiedlicher Länge, Biegung und Größe der Instrumentenspitze und Branche. Dem Abklemmen großer Gefäße dienen weiche atraumatische Klemmen nach Crafoord, Glover, Satinsky etc. (Abb. 5). Größe, Biegung, Durchmesser und Form der Instrumentenspitze sind dabei jeweils der anatomischen Gegebenheit angepaßt. Der großflächigen Fixation des Lungengewebes dient die Lungenfaßzange nach Duval, daneben findet die Allis-Klemme Verwendung (Abb. 6). Ebenso werden großflächige Wundhaken und Spatel verschiedener Länge und Breite zum Weghalten der Lunge benötigt. Zum Instrumentarium bei Thorakoplastiken gehören neben den Rippenscheren die Knochenfaßzange, z. B. nach Luer, Hohlmeißel und Raspatorien verschiedener Größe, Breite und Form (Abb. 1, 4).

Anmerkung. Es wird darauf hingewiesen, daß für den Abschnitt der eigentlichen Bronchusversorgung zwischenzeitig der Instrumententisch abgedeckt werden muß. Die Unterbrechung der Asepsis durch die Bronchuseröffnung erfordert zusätzliches Instrumentarium zum Bronchusverschluß (Skalpell, Schere, Pinzette, Nadelhalter, Nahtmaterial, Sauger und Saugschlauch).

Nach Fertigstellung des Bronchusverschlusses Abwurf der dafür benötigten Instrumente sowie Handschuhwechsel. Weiterführung des Eingriffes mit dem ursprünglichen Instrumentarium.

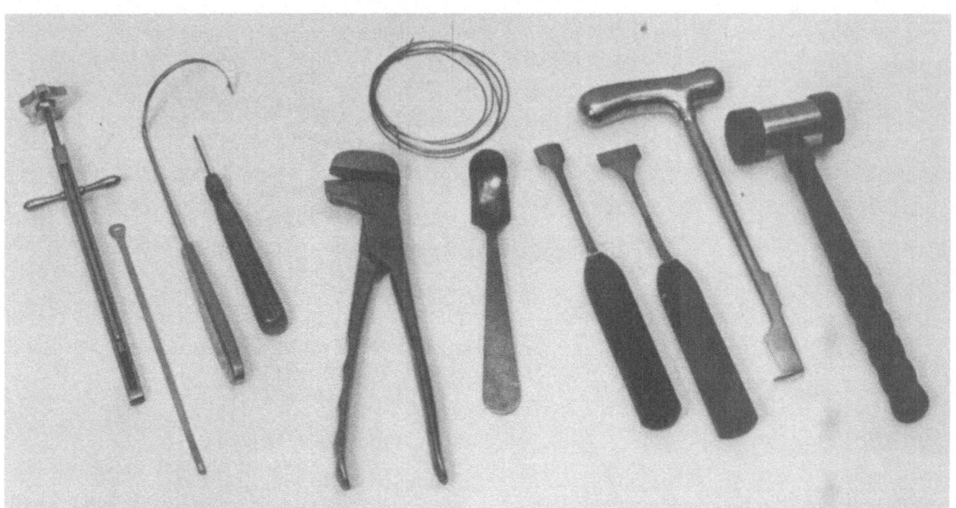

Abb. 4 zeigt (von links nach rechts) Instrumente für die Sternotomie und den Verschluß derselben: 1. Instrument zur Fixation der Parham Bänder; 2. Parham Band; 3. große gebogene Nadel nach Deschamps; 4. Pfriem; 5. Kneifzange für Draht; 6. Stahldraht; 7. Löffel zum Schutz des Mediastinums bei der Verwendung eines Pfriems am Sternum; 8., 9. Meißel unterschiedlicher Breite Wölbung der Schnittkante; 10. Sternum-Meißel nach Lebsche; 11. Hammer

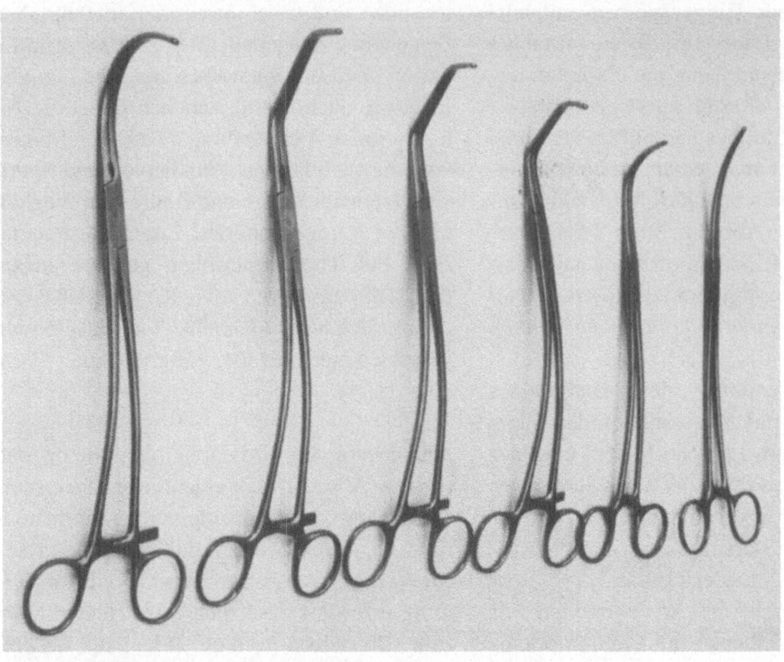

Abb. 5. Eine Auswahl weicher atraumatischer Klemmen (von links nach rechts): 1. Aortenklemme nach De Bakey; 2. bis 4. Klemme nach Satinsky; 5. Klemme nach Glover; 6. Aortenklemme nach De Bakey

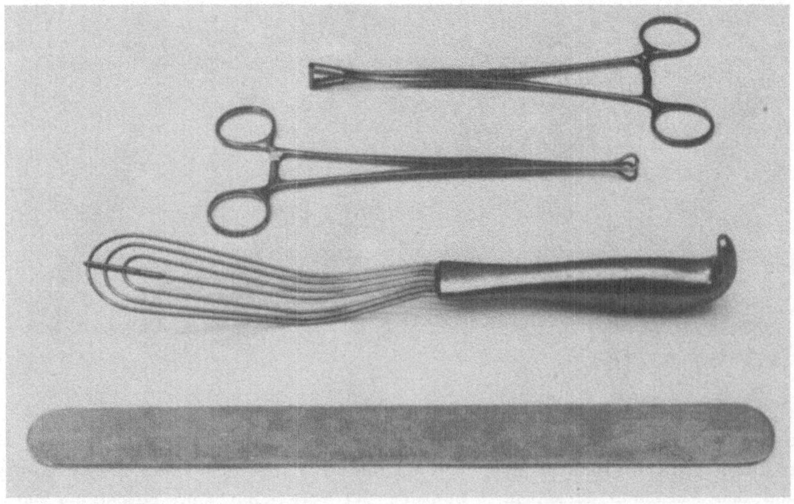

Abb. 6. Von oben nach unten: 1. Lungenfaßzange nach Duval; 2. Gewebeklemme nach Allis; 3. Gewebespatel; 4. Gewebespatel nach Garré

2 Lagerung bei thoraxchirurgischen Eingriffen

2.1 Postero-laterale Thorakotomie

Diese Operation wird in Seitenlagerung des Patienten durchgeführt. Beide Knie sind leicht angebeugt, großflächige Abpolsterung zwischen den Knien. Stabilisierung der Seitenlage durch zwei Beckenstützen und Fixation des Patienten durch einen Ledergurt. Der dem OP-Tisch zugewandte Arm wird abgepolstert gelagert, Anheben des Armes auf der OP-Seite und Fixation desselben auf einer gepolsterten Schiene (Abb. 7). Vorsicht vor Überstreckung des Schultergelenkes wegen der Gefahr der Plexusschädigung. Seitliche Lagekorrekturen des Patienten intraoperativ sind durch die Drehung des Tisches möglich. Eine Unterpolsterung des Brustkorbes zur Anhebung des OP-Bereiches ist nicht immer erforderlich.

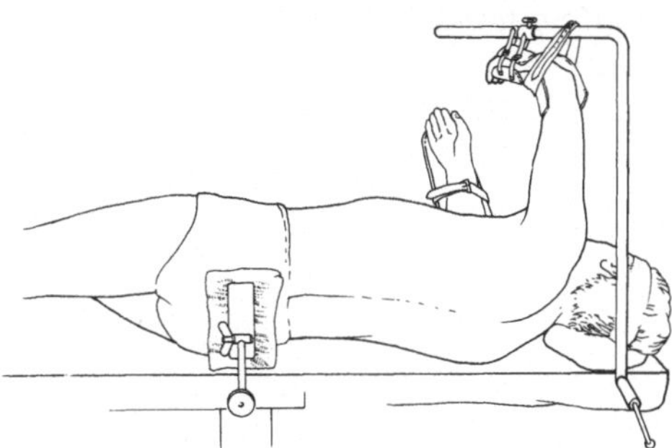

Abb. 7. Seitenlagerung zur postero-lateralen Thorakotomie

2.2 Antero-laterale Thorakotomie

Lagerung des Patienten auf dem Rücken (Abb. 8). Die zu operierende Seite wird durch ein unter die Schulter und die obere Hälfte der Brustkorbpartie geschobenes hartes Kissen erhöht gelagert. Zusätzliche Seitendrehung durch Drehen des OP-Tisches. Fixation des Armes auf der OP-Seite in einer gepolsterten Schiene mit leicht gebeugtem Ellenbogengelenk. Lagerung des gegenseitigen Armes auf gepolsterter Schiene in abgespreizter Stellung. Eine Abspreizung über 90 Grad nach oben ist jedoch zu vermeiden.

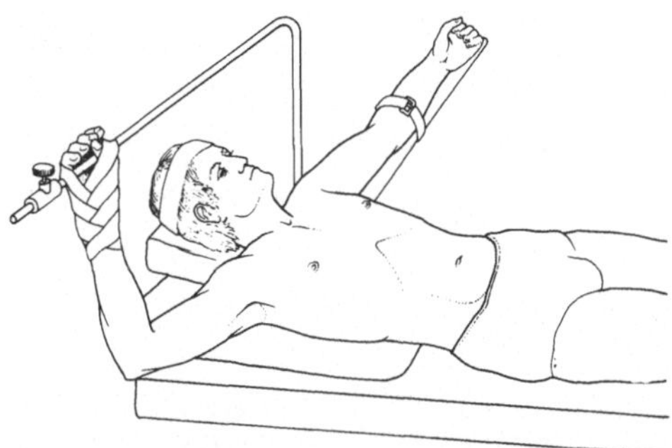

Abb. 8. Rückenlagerung mit Erhöhung der zu operierenden Thoraxseite für die antero-laterale Thorakotomie

2.3 Thorakotomie in Bauchlagerung nach Overholt

Wird heute durch die Verbesserung der präoperativen Vorbereitung des Patienten nur noch extrem selten durchgeführt. Früher An-

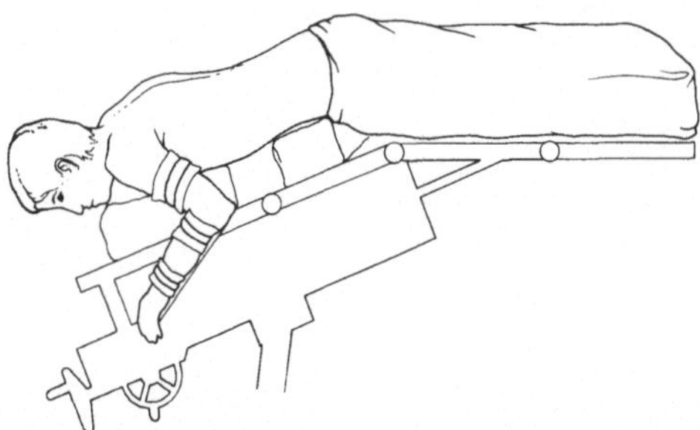

Abb. 9. Bauchlagerung nach Overholt in Kopftieflage und leichter Schräglage, um ein Überlaufen von Sekret in die gesunde Lunge zu verhindern

wendung bei Brochiektasen oder Lungenabszessen, um ein Überlaufen des entzündlichen Sekretes in die gegenseitige Lunge zu verhindern. Lagerung des Patienten dabei in Bauchlage mit Neigung des Brustkorbes zur OP-Seite und leichter Kopftieflage bei Anhebung des Beckens. Fixierung des Kranken durch Gurte und Kopfstützen (Abb. 9).

2.4 Axilläre Thorakotomie

Die Lagerung des Patienten zur *axillären Thorakotomie* oder zur *kleinen diagnostischen Thorakotomie* (Minithorakotomie) unterscheidet sich nicht von der Lagerung zur lateralen Standard-Thorakotomie. Desgleichen weist die Lagerung bei thorakoplastischen Eingriffen keine wesentlichen Besonderheiten auf.

3 Operative Zugänge bei thoraxchirurgischen Eingriffen

Der operative Zugang muß so angelegt sein, daß bei genügender Übersicht über das OP-Feld ein möglichst kurzer Weg zu den intrathorakalen Organen besteht. Ebenso muß die Inzision unter Umständen nach vorn oder hinten erweitert werden können. Desgleichen soll die Durchtrennung der Brustwandmuskulatur auf ein Minimum beschränkt werden. Kosmetische Gesichtspunkte müssen mitberücksichtigt werden. In Einzelfällen sind doppelte oder auch doppelseitige Zugänge und zervikale oder abdominelle Erweiterungsinzisionen erforderlich. Dies muß bei der präoperativen sterilen Abdeckung des Patienten bedacht werden.

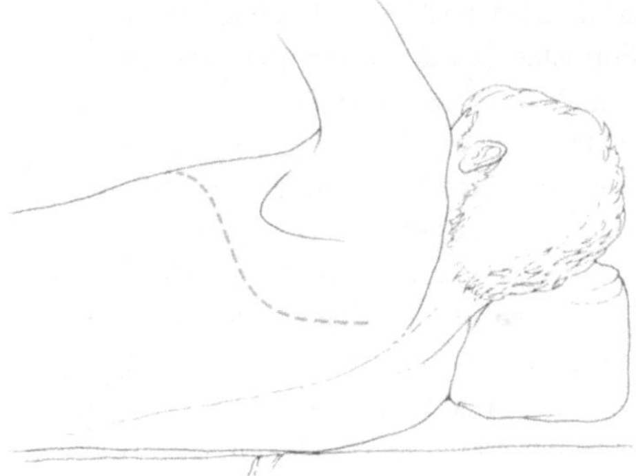

Abb. 10. Incision zur postero-lateralen Thorakotomie. Man beachte die Scapula-Unterkante

3.1 Postero-laterale Thorakotomie

Am Beispiel der postero-lateralen Thorakotomie in Seitenlage werden die Prinzipien der Thorakotomie beschrieben. Sie stellt den Standard-Zugang für nahezu alle Eingriffe an den Lungen, am thorakalen Ösophagus sowie bei Eingriffen an den großen intrathorakalen Gefäßen dar. Sie bietet den besten Überblick und ist jeweils ohne Schwierigkeit nach vorn oder hinten zu erweitern. Der Hautschnitt beginnt in Höhe der oberen Brustwirbeldornfortsätze 3 QF paravertebral und verläuft leicht S-förmig in Richtung des Rippenverlaufes etwa 2 QF unterhalb der unteren Schulterblattspitze bis etwa 3–4 QF unterhalb der Brustwarze (Abb. 10). Bei der Frau wird der Schnitt in seinem vorderen Anteil in die Mamma-Falte gelegt. Mit dem Skalpell oder dem elektrischen Messer Durchtrennung der Muskulatur, entsprechend den Schichten des M. latissimus dorsi, des M. trapezius sowie des M. serratus anterior. Die Fasern des M. pectoralis major können fast immer stumpf abgeschoben werden. Punktförmige Koagulation der Blutgefäße auf der Muskelschnittfläche, einfache Ligaturen würden dabei abrutschen. Bei Pneumonektomien oder Lobektomien ist die beste Übersicht durch einen Zugang im 5. ICR gegeben. Eingriffe am Unterlappen werden durch den 6. ICR, Eingriffe am Zwerchfell durch den 7. ICR angegangen. Die Pleurakuppel wird durch den 4. oder 3. ICR freigelegt. Die Bestimmung des Interkostalraumes gelingt nach der Durchtrennung der Brustwandmuskulatur, indem diese in ihrem oberen Anteil stumpf von den Rippen abgelöst wird, durch Abzählen.

Merke: Die 1. Rippe und der 1. ICR sind dabei durch die anatomischen Gegebenheiten nicht ohne weiteres darstellbar. Der 1. tastbare ICR entspricht dem 2. ICR. Zur Eröffnung des Brustkorbes selbst ist im allgemeinen keine Rippenresektion erforderlich. Mit dem Diathermiemesser Durchtrennung des Periostes zu der entsprechenden Rippe an der Vorder- bzw. Oberseite. Abschieben des Periostes mit einem geraden und anschließend einem gebogenen Raspatorium. Ablösen der Interkostalmuskeln mit dem gebogenen Raspatorium, Inzision des Periostes der Rippe an der Hinterwand und Erweiterung der Öffnung mit der Schere. Bei einer entzündlichen Verklebung der Lunge mit der Pleura ist dabei eine Verletzung der Lungenoberfläche möglich. Die interkostale Muskulatur kann auch direkt, ohne Ablösung des Periostes, von der Rippe durchtrennt werden. Eine Variationsmöglichkeit ist auch durch die Ablösung des Periostes, einschließlich des Nerven- und Gefäßbündels, an der Rippenunterseite gegeben. Aufspreizen des Zwischenrippenraumes mittels eines Thoraxsperrers, wobei die Branchen auswechselbar und von unterschiedlicher Größe sein müssen, um eine individuelle Anpassung an die gegebene anatomische Situation (Weghalten des Schulterblattes) zu ermöglichen. Oft läßt sich die Sicht im Thorax wesentlich verbessern durch die Verwendung eines zweiten, senkrecht zum ersten Sperrer eingesetzten Sperrers mit zwei schmalen Branchen. Zum Abschluß des Eingriffes wird von einer getrennten Stichinzision aus mit einer Kornzange obligatorisch eine intrapleurale Drainage bis in die Pleurakuppe eingelegt. Die Eingangsstelle ist dafür der vorletzte Interkostalraum in der vorderen Axillarlinie, meist entspricht dies dem 8. oder 9. ICR. Bei Erwachsenen wird eine Drainage Größe 28 Char., bei Kindern der Größe 16–20 Char. mit mehreren seitlichen Löchern verwendet. Die Verwendung einer Drainage mit einem Röntgenmarkierungsstreifen verbessert die Lagekontrolle der Drainage.

Bei der Resektion des Oberlappens mit kleinem, verbleibendem Restgewebe der Lunge sollte eine zusätzliche 2. Thoraxdrainage in den vorderen oberen 3. ICR eingelegt werden. Fixation der Drainage mit einer kräftigen Hautnaht. Gleichzeitig wird eine zusätzliche zirkuläre Naht um die Drainage gelegt, die bei Entfernung derselben zur Vermeidung des Lufteintrittes zugezogen wird.

3.1.1 Thorax-Verschluß

Zur Adaptation der Rippen werden je nach Größe der Inzision 4–6 perikostale Nähte mit synthetischem resorbierbarem oder nicht-resorbierbarem Material der Stärke 1–2 (Vicryl, Dexon, Prolene, Ethiflex, Mersilene) verwendet. Perikostale Drahtnähte haben sich nicht bewährt. Eine intraoperativ durch zu schnelles Aufspreizen oder durch den Sperrerdruck entstandene Rippenfraktur wird zusätzlich mit einer kräftigen Catgutnaht in Form einer 8er Schlinge fixiert. Nach dem Legen der Perikostalnähte provisorische Adaptation der Rippen mit einem Rippenadapter, um die perikostalen Nähte spannungsfrei knüpfen zu können. Bei einem interkostalen Zugang ist die getrennte Naht der Interkostalmuskulatur erforderlich. Beim Eingehen durch das Rippenbett werden die darüberliegenden interkostalen Muskelanteile mit der perikostalen Naht als Rückstichnaht erfaßt. Danach schichtweise Naht der einzelnen Thoraxwand-Muskelschichten, wobei für jede Schicht jeweils mehrere Einzelknopfnähte zusätzlich zu den fortlaufenden Nähten verwendet werden.

3.2 Antero-laterale Thorakotomie

Die in Rückenlage des Patienten auszuführende antero-laterale Thorakotomie ist in erster Linie ein Zugangsweg für Eingriffe im vorderen Mediastinum, in erster Linie am Herzen selbst. Wenn es mit dem Befund vereinbar ist, bietet sich dieser als kosmetisch günstiger Zugang auch bei Eingriffen an der Lunge, besonders bei Frauen an. Der Schnitt wird dabei weitgehend in die untere Mammafalte gelegt (Abb. 11).

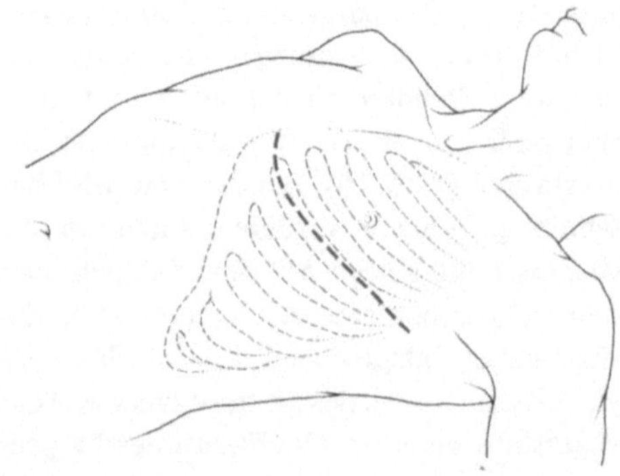

Abb. 11. Antero-laterale Thorakotomie in Rückenlage des Patienten

3.3 Thorakotomie in Bauchlagerung nach Overholt

Sie diente früher als Zugang bei Bronchiektasen, Lungenabszessen etc., um ein Überlaufen des entzündlichen Sekretes auf die Gegenseite zu verhindern. Die Schnittführung entspricht dabei dem üblichen postero-lateralen Zugang. Die Präparation der vorderen Lungenwurzelanteile ist allerdings extrem schwierig.

3.4 Axilläre Thorakotomie

Diese Operation hat den Vorteil, daß sie muskelschonend und kosmetisch günstig durchgeführt werden kann. Sie ist jedoch nicht geeignet für resezierende Eingriffe größeren Ausmaßes. Sie bietet gute Möglichkeit bei der Abtragung von Emphysemblasen an der Lungenspitze und zur Gewinnung von Probeexzisaten aus dem Oberlappen und zur thorakalen Sympathektomie. Wegen der nur auf wenige Zentimeter beschränkten Eröffnung des Interkostalraumes ist meist keine perikostale Naht erforderlich. Übliche intrapleurale Drainage, Adaptationsnähte des subkutanen Gewebes, Hautnähte.

3.5 Kleine diagnostische Thorakotomie (Minithorakotomie)

Die mittels eines 6–8 cm langen Hautschnittes durchführbare Minithorakotomie wird zur Entnahme von Gewebeproben aus der Lunge angewandt. Ausführung der Thorakotomie über dem Lungenbezirk, der die deutlichsten pathologischen Veränderungen aufweist. Dabei lediglich Aufspreizen der Zwischenrippenräume mit Hilfe eines Rippenspreizers nach Gaubatz oder unter Verwendung eines Kinderthoraxsperrers. Üblicher, schichtweiser Thoraxwandverschluß und Drainage.

3.6 Thorako-abdominelle Eingriffe

Bei ausgedehnten Tumoren des Thoraxraumes, die auf das Zwerchfell übergreifen, bei Eingriffen am Ösophagus oder bei großen

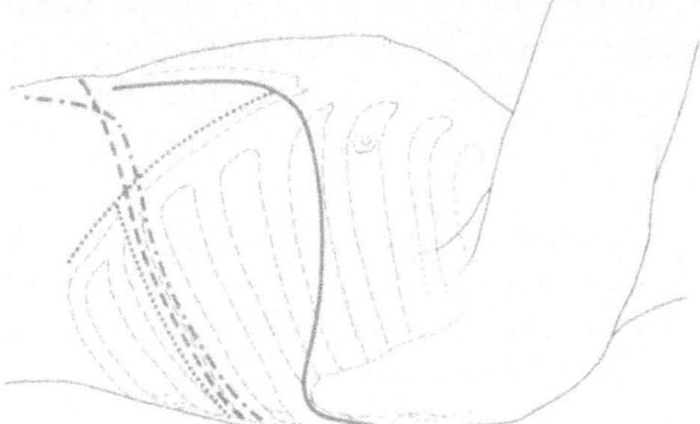

Abb. 12. Verschiedene Möglichkeiten des thorakoabdominellen Zugangs. Die Thorakotomie (———) kombiniert mit einer medianen Oberbauchlaparotomie. Die tiefere Thorakotomie (–.–.–) oder (– – – –) wird mit einer schrägen oder paramedianen Laparotomie kombiniert. Der Rippenbogenrandschnitt ist kombiniert mit einer tiefen Thorakotomie (......)

thorako-abdominellen Aortenaneurysmen kann ein kombinierter thorako-abdomineller Eingriff nötig werden (Abb. 12). Dabei ist, ausgehend von einer linksseitigen Standard-Thorakotomie, die Schnittführung auf das Abdomen zu fortzusetzen. Dabei ist die Spaltung des Zwerchfelles in Richtung seiner Muskelfasern notwendig. Auf die Durchtrennung des knorpeligen Rippenbogens sollte jedoch wegen der Gefahr der Knorpelnekrose verzichtet werden. Wenn es die intra-operative Situation zuläßt, sollten je eine getrennte abdominelle und thorakale Inzision durchgeführt werden.

3.7 Doppelte Thorakotomie

Bei ausgedehnten Lungenresektionen unter Mitnahme des Zwerchfelles und plastischem Ersatz desselben kann zusätzlich zur lateralen Standard-Thorakotomie im 5. oder 6. ICR ein weiterer interkostaler Zugang im 7. oder 8. Zwischenrippenraum durchgeführt werden. Dabei wird lediglich, ausgehend von der 1. Thorakotomie-Inzision, die oberflächliche und tiefere Muskelschicht bis in Höhe des gewünschten tieferen Zwischenrippenraumes von den Rippen abgelöst, und von hier aus wird im Bett der entsprechenden Rippe eingegangen. Ein zweiter Hautschnitt ist so meist vermeidbar.

In Einzelfällen ist z. B. bei einem ausgeprägten beidseitigen großblasigen Emphysem in einer Sitzung die doppelseitige simultane vordere Thorakotomie möglich und notwendig.

Bezüglich der weiteren Zugangswege bei den thorakoplastischen Eingriffen und bei den Eingriffen am Mediastinum wird auf die entsprechenden Kapitel verwiesen.

3.8 Diagnostische Eingriffe am Thorax

3.8.1 Bronchoskopie

Die Bronchoskopie stellt eine Untersuchungsmethode des Tracheo-Bronchialbaumes dar. Sie dient sowohl diagnostischen als auch therapeutischen Maßnahmen. Es wird dazu ein starres Rohr mit einer distalen Beleuchtung (Kaltlichtoptik) vom Mund aus über die Stimmritze in die Trachea eingeführt. Zusätzliche Vergrößerungsoptiken mit unterschiedlicher Blickrichtung auf Grund von Winkeloptiken (z. B. 30 Grad oder 90 Grad Ablenkung) werden ebenso gebraucht, wie spezielle Zangen zur Gewebebiopsie oder als Fremdkörperfaßzangen (Abb. 13).

Tabelle 1. Instrumente zur Bronchoskopie

1 Plastik-Gesichtsschutz für den Untersucher
1 Bronchoskop
  Erwachsene: 8 mm ∅
  Kinder:
    Kleinkind 4–5 mm ∅
    Säugling 3 mm ∅
1 Vergrößerungsoptik 0 Grad
je 1 Winkeloptik 30 und 90 Grad Seitenablenkung
1 Biopsiezange
1 Biopsiezange mit Vergrößerungsoptik
1 Fremdkörperfaßzange
1 starrer Sauger
1 Koagulations-Saug-Sonde

Weiche Plastiksonden mit gerader und abgewinkelter Spitze
Mulltamponade
Mehrere Watteträger
1 flaches Schälchen mit Adrenalin-Lösung 1 : 1000
Auffanggläser für Bakteriologie + Zytologie
Gläser für Biopsiematerial
Sterile Handschuhe
Mehrere lange Nadeln zur transbronchialen Lymphknotenbiopsie

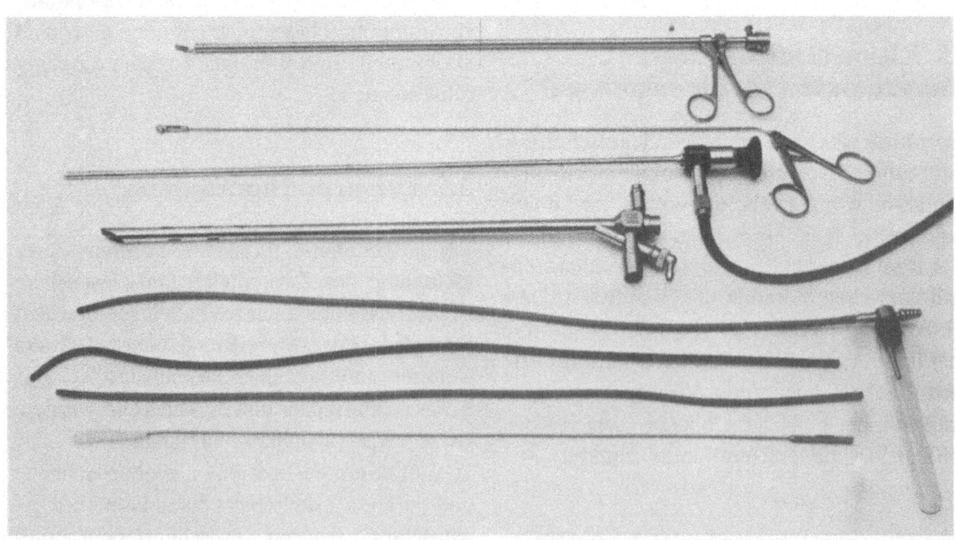

Abb. 13 zeigt von oben nach unten das Instrumentarium zur Bronchoskopie 1. Optische Zange mit Führung für eine Vergrößerungoptik; 2. Biopsiezange; 3. Vergrößerungsoptik (Hopkins); 4. Starres Bronchoskoprohr; 5. Absaugröhrchen; 6. gebogener Absaugkatheter; 7. gerader Absaugkatheter; 8. Watteträger für Adrenalin-Lösung

Durchführung der Untersuchung. Bronchoskopische Untersuchungen können entweder in alleiniger Lokalanästhesie mit einem Spray, kombiniert zusätzlich mit Neuroleptika, oder in kompletter Vollnarkose ausgeführt werden. Der Patient liegt in Rückenlage mit nur leicht nach hinten gestrecktem Hals waagrecht auf dem Untersuchungstisch. Mit einem Mull-Läppchen wird die Zunge nach vorn gezogen. Dadurch ist die Orientierung erleichtert. Unter Sicht läßt sich jetzt der Kehldeckel etwas anheben und das Bronchoskoprohr zwischen den Stimmbändern durchführen (Tabelle 1). Bei Säuglingen und Kleinkindern empfiehlt sich die zusätzliche Verwendung eines Intubationsspatels zur übersichtlichen Darstellung der Zungengrund- und Kehlkopfregion.

Danach folgt die zusätzliche Einführung der Lupenoptik in das Bronchoskoprohr. Während des ganzen Vorganges der Bronchoskopeinführung wird ebenso wie bei der übrigen Untersuchung durch den seitlichen Ansatzstutzen am Bronchoskop Sauerstoff oder ein Sauerstoff-Lachgasgemisch insuffliert (Beatmungsbronchoskopie). Zur sterilen Entnahme von Proben zur bakteriologischen Untersuchung des Sputums wird mittels eines Einmal-Katheters Bronchialsekret entnommen und direkt in das Auffanggefäß abgesaugt. In gleicher Weise kann mit einem weichen Plastikkatheter unter Sicht Untersuchungsmaterial zur zytologischen Aufarbeitung (Tumorverdacht!) entnommen werden. Biopsiezangen mit unterschiedlicher Ausbildung, Abwinkelung und Größe des Maules dienen der Entnahme von Gewebsproben zur histologischen, mykologischen oder evtl. bakteriologischen Untersuchung. Zusätzliche Instrumente mit einer bürstenartigen oder cürettenartigen Ausbildung des distalen Endes ermöglichen ebenfalls die Entnahme von oberflächlichen Proben der Schleimhaut zur zytologischen Untersuchung derselben. Die endoskopische, palliative Abtragung von Tumoren, die nicht mehr radikal chirurgisch zu behandeln sind, ist mittels einer Elektrokoagulations-Sonde durchführbar. Notfallmäßig kann auch eine endobronchiale starke Blutung dadurch zum Stillstand gebracht werden, daß durch das Bronchoskoprohr eine Tamponade in das Bronchial-Ostium, aus

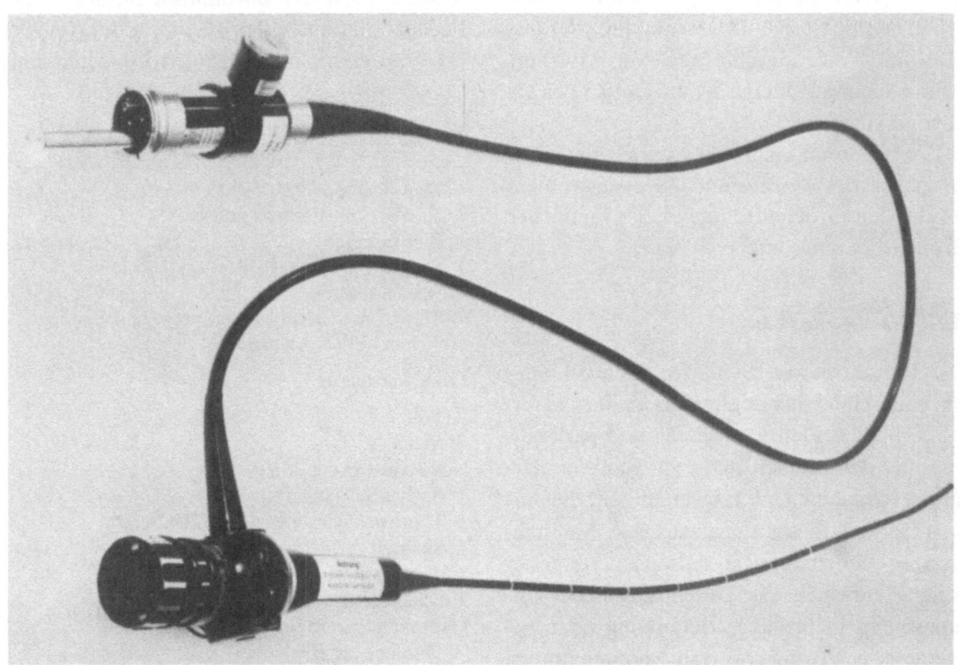

Abb. 14. Flexibles Fiberglas-Bronchoskop mit seinem Anschlußkabel *(oben)* zur Lichtquelle

dem die Blutung kommt, eingeführt wird. Die lokale Blutstillung im Bronchus z. B. nach einer Biopsieentnahme, ist mit einem mit Adrenalinlösung getränkten Watteträger durchzuführen.

Der Anwendungsbereich des starren Bronchoskopes wird wesentlich durch die zusätzliche Möglichkeit des flexiblen Fiberglasbronchoskopes erweitert. Durch dieses Instrument gelingt es, einen wesentlich weiter peripher im Bronchialbaum gelegenen Bereich direkt optisch darzustellen (Abb. 14). Ebenso ist durch seine Flexibilität der oft schwer darstellbare Oberlappen links besser einsehbar. Das Fiberglas-Bronchoskop kann sowohl zusätzlich durch das bereits in der Trachea liegende starre Bronchoskoprohr eingeführt werden, als auch allein durch die Nase oder den Mund (zusätzlicher Beißschutz erforderlich!). In gleicher Weise bietet sich beim tracheotomierten Patienten das Tracheostoma oder die Trachealkanüle als Zugang an. Durch das flexible Bronchoskoprohr ist die zusätzliche Einführung einer feinen Biopsiezange, einer Bürste oder einer Cürette möglich; ein weiterer Kanal ermöglicht auch Saugen und Spülen an der Spitze des Bronchoskopes. Beim Erwachsenen empfiehlt sich die Verwendung der Geräte mit Außendurchmesser von 5–6 mm, beim Säugling gibt eine 3-mm-Optik noch genügend Überblick.

Entsprechend dazu gibt es auch für starre Bronchoskope Geräte und Zusatzinstrumente, die den Größenordnungen des kindlichen Bronchialbaumes angepaßt sind.

3.8.2 Thorakoskopie

Die Thorakoskopie (Synonym: Pleuroskopie) ist eine Untersuchungsmethode, die es ermöglicht, die Pleura visceralis und parietalis operativ darzustellen und evtl. Biopsien daraus zu entnehmen. Voraussetzung für die Anwendbarkeit dieser diagnostischen Maßnahmen ist ein zumindest teilweise erhaltener freier Pleuraspalt. Die Durchführung der Untersuchung in örtlicher Betäubung oder zumindest in Vollnarkose mit Spontanatmung ermöglicht einen teilweisen Lungenkollaps, der die Übersicht über die darzustellenden Pleurapartien wesentlich verbessert und auch den Eingriff erleichtert.

Durchführung der Untersuchung. Lagerung des Patienten in Halbseitenlage auf dem Untersuchungstisch, wobei die zu untersuchende Seite mit Kissen angehoben wird. Zugang ist meist der 7. oder Interkostalraum in Höhe der vorderen Axillarlinie. Bei Frauen empfiehlt sich aus kosmetischen Gründen dafür auch die untere Mammafalte seitlich. Nach Lokalanästhesie Stichinzision der Haut (Tabelle 2). Schichtweise stumpfe Präparation mit der Schere zur Oberkante der Rippe und Eröffnung der Pleura ohne zusätzliche Verwendung eines spitzen Troicarts, um eine Verletzung der Lungenoberfläche zu vermeiden (Abb. 15).

Nur bei einem vorbestehenden Kollaps der Lunge ist die Verwendung des Troicarts gefahrlos. Nach der Einführung des Troicart-Führungsrohres in den Pleuraraum wird durch dieses das eigentliche Thorakoskoprohr vorgeschoben. Um ein Beschlagen des distalen Optik-Endes zu vermeiden, empfiehlt es sich, dieses vorher in körperwarme NaCl-Lösung zu tauchen. Manchmal ist die zusätzliche Luftinsufflation in den Pleuraraum erforderlich, um einen ausreichenden Lungenkollaps

Tabelle 2. Instrumente zur Thorakoskopie

1 Thorakoskop
1 Troicart mit Führungshülse
1 Biopsiezange
1 Saugrohr mit Koagulationsmöglichkeit
Weiche Katheter
Auffangröhrchen für Bakteriologie und Zytologie
Gläschen für Biopsiematerial

Lokalanästhesie:

Kanülen
Spritzen
Novocain-Lösung 1%ig
1 flaches Schälchen
1 Thoraxsaugdrainage Char. 20–28
1 Skalpell
1 chir. Pinzette
1 Nadelhalter
Hautnähte (Seide Nr. 2)
(Prolene Nr. 0)
(Suturamid Nr. 1)
1 Diathermiegerät

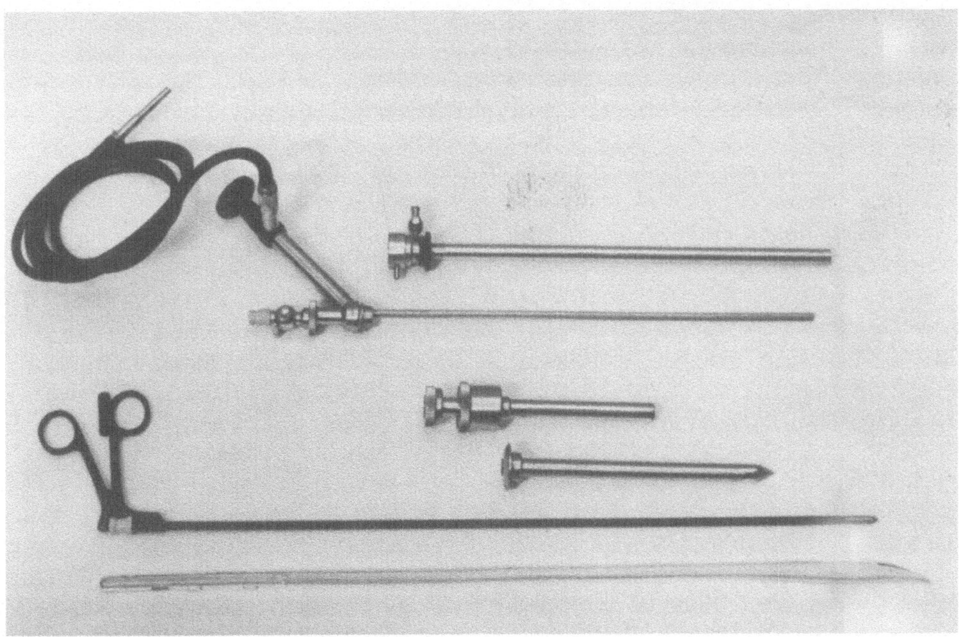

Abb. 15 zeigt von oben nach unten das Instrumentarium zur Thorakoskopie: 1. Führungshülse für die Optik; 2. Optik mit seitlichem Einblick und geradem Instrumentierkanal und Fiberglas-Anschlußkabel; 3. Troicarthülse; 4. spitzer Troicart; 5. Biopsiezange, auch zur Koagulation geeignet; 6. Thorax-Saugdrainage

zu erreichen. Mittels eines durch den Instrumentierkanal eingeführten Katheters werden aus einem evtl. vorhandenen Pleuraerguß Proben für bakteriologische oder zytologische Untersuchungen entnommen. Die Biopsiezange erlaubt unter gleichzeitiger optischer Kontrolle die gezielte Entnahme von Gewebsproben von der Lungenoberfläche oder der Pleura parietalis. Ältere Instrumente zur Thorakoskopie benötigten früher zwei getrennte Zugänge durch die Brustwand, um neben der Inspektion auch Biopsien entnehmen zu können. Ursprünglich wurde die Thorakoskopie entwickelt zur elektrochirurgischen Durchtrennung (Thorakokaustik) der strangartigen Pleura-Verwachsungen, die den völligen Kollaps eines therapeutischen Pneumothorax bei der Tuberkulosebehandlung verhinderten.

Abschluß des Eingriffes durch Einlegen einer intrapleuralen Drainage, mindestens Char. 20 beim Erwachsenen. Wegen des häufigen Begleitergusses ist es sinnvoll zur Thorakoskopie einen Zugang durch die unteren Interkostalräume zu nehmen, um die Drainage entsprechend tief einlegen zu können. Fixation der Drainage mit einer Haltenaht und einer zusätzlichen Zuziehnaht, die erst im Moment der Drainageentfernung geknüpft wird.

Zu den übrigen diagnostischen Verfahren siehe die Kapitel über Minithorakotomie, Keilexcision, Mediastinoskopie, Pleurapunktion und Pleurabiopsie.

B. Spezieller Teil

B. Spezieller Teil

1 Operative Eingriffe an der Lunge

1.1 Allgemeines, Gefäße, Bronchien, Parenchym

Resezierende Eingriffe an der Lunge bedeuten eine Entfernung von Gewebsanteilen der Lunge in unterschiedlichem Ausmaß und damit eine Reduzierung der Atemfläche und des Gefäßquerschnittes der Lunge. Grund für die operative Entfernung des Lungengewebes sind Tumoren, entzündliche Erkrankungen oder selten angeborene Veränderungen, bei denen es zu entzündlichen Komplikationen, z. B. Bronchiektasen, gekommen ist.

Entsprechend den unterschiedlichen anatomischen Strukturen des Organs der Lunge bedeutet dies (Tabelle 3)

a) die operative Versorgung der arteriellen und venösen Gefäße
b) die Versorgung der zugehörigen Bronchialanteile

Tabelle 3. Thorax-Instrumentiertisch

10 Pean-Klemmen kurz	6 lange Pean-Klemmen
1 Fadenschere	2 Overholt-Klemmen Gr. 1
3 Skalpelle	2 Overholt-Klemmen Gr. 2
4 chir. Pinzetten kurz	2 Overholt-Klemmen Gr. 3
1 lange Präparierschere	2 Overholt-Klemmen Gr. 4
1 kurze Präparierschere	1 Rippensperrer mit auswechselbaren Spateln
1 mittellange Präparierschere	(Finochietto-Burford)
2 lange atraumatische Pinzetten	1 Satz Satinsky-Klemmen
2 überlange atraumatische Pinzetten	3 Glover-Klemmen
2 Präpariertupfer	2 gebogene Aortenklemmen (De Bakey)
1 Raspatorium gerade	2 gerade Aortenklemmen (De Bakey)
1 Raspatorium gebogen	1 stark gebogene Klemme (De Bakey)
2 lange chir. Pinzetten	1 Garré-Spatel
2 überlange chir. Pinzetten	2 8-Zinkerhaken scharf
3 Stieltupfer	2 Roux-Haken
2 kurze anatomische Pinzetten	1 Lungenspatel
1 lange anatomische Pinzette	4 Lungenfaßzangen (Duval)
	2 atraumatische Gewebeklemmen (Allis)
	2 Metallsauger

Bronchuseröffnung und Verschluß:
Abdecktücher zur Abdeckung des Arbeitsfeldes
6 Pean-Klemmen kurz
2 überlange chir. Pinzetten
1 lange Schere
1 Nadelhalter nach Hegar, lang
1 Sauger
1 langes Skalpell

Zusätzliche Instrumente:

1 Rippenspreizer nach Gaubatz
1 kleiner Rippensperrer nach Finochietto
1 große, grobe Schere
1 Rippenkontraktor (Bailey-Gibbon)

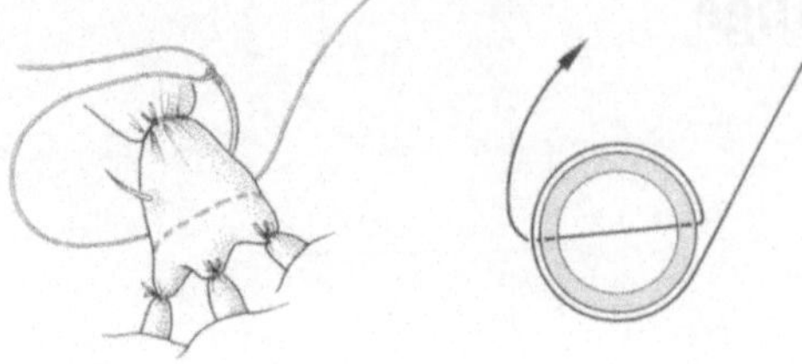

Abb. 16. Durchstich-Ligatur für den zentralen Gefäßstumpf zusätzlich zur zentralen Ligatur

c) in manchen Fällen zusätzliche operative Maßnahmen zur Verkleinerung des Pleuraraumes
d) die Versorgung von Gewebsdefekten des Lungengewebes.

zu a). Beim Tumor wird zur Vermeidung einer Tumorzellverschleppung auf dem Blutweg zuerst die Unterbindung der entsprechenden Vene vorgenommen. Zur Darstellung und Ligatur der Gefäße werden diese mit einer gebogenen Klemme unterfahren und doppelt ligiert, wobei die zentrale Ligatur durch eine zusätzliche Durchstechungsligatur nochmals abgesichert wird (Abb. 16). Die weitlumigen und sich sehr schnell im Kaliber verjüngenden Gefäße an der Lungenwurzel können sonst sehr leicht aus der Ligatur abgleiten.

zu b). Bei der Versorgung des Bronchusstumpfes ist grundsätzlich darauf zu achten, daß ein Blindsack durch einen zu langen Bronchusstumpf vermieden wird. Ein Blindsack führt zur Sekretverhaltung und Infekt in diesem Bereich. Deswegen Absetzung des Bronchus möglichst nahe der Abgangsstelle des jeweiligen Bronchus, z. B. an der Trachea oder dem Stammbronchus. Zahlreiche technische Modifikationen des Bronchusverschlusses sind bekannt. Bewährt hat sich dabei die Einzelknopfnahtreihe, z. B. nach Sweet-Nissen. Dazu wird synthetisches, resorbierbares sowie nichtresorbierbares Material unterschiedlicher Stärke verwendet. Vermieden werden muß ein zu straffes Knüpfen der Fäden, da diese sonst durchschneiden. Die Ernährung des verbleibenden Bronchusanteiles darf nicht durch zu ausgiebige Mobilisierung des Stumpfes gestört werden. Die Naht muß luftdicht sein; die Prüfung der Nahtdichtigkeit durch die Blähung der Restlunge durch den Anästhesisten nach vorherigem Eintauchen des Stumpfes in eine Kochsalzlösung (Wasserprobe). Die offene Durchtrennung des Bronchus an der geplanten Absetzungsstelle vermeidet die durch eine Klemme bedingte Quetschung der verbleibenden Bronchusareale. Die Klemme am peripheren Bronchusstumpf vor der Absetzung verhindert das

Tabelle 4. Nahttisch und Naht-Material

4 Mosquito-Klemmen
10 Backhaus-Tuchklemmen
1 stark gebogene Kornzange
2 normal gebogene Kornzangen
2 kurze Nadelhalter (Hegar)
2 halblange feine Nadelhalter (Hegar)
2 lange feine Nadelhalter (Hegar)
1 halblanger + 1 langer grober Nadelhalter (Hegar)

Nahtmaterial (Ethicon Hamburg):

Haut	2/0 Suturamid oder plastischer Wundverschluß mit 5/0 Vicryl
Subkutane Naht	2/0 Vicryl
Muskelnaht	1 Vicryl pro Muskelschicht 3 Nähte und dann fortlaufende Naht mit 2/0 Vicryl oder 3/0 Dexon
Interkostalnaht	1 Vicryl 5 oder 6 Nähte und dann fortlaufende Naht mit 2/0 Vicryl (Adaptation der interkostalen Weichteile).

Ligaturen und Durchstechungsligaturen bei Lobektomie:

Ligaturen 2×0 bzw. 0
Durchstechungsligaturen 2×0 und 0 Seide
Bronchusverschluß mit 2/0 Vicryl oder 3/0 Dexon
Parenchymnähte mit 2/0 Vicryl oder auch mit 2/0 Seide
Gefäßnaht bei Gefäßanastomosen 5/0 Ethibond oder 6/0 Ethibond

Ligaturen und Durchstechungsligaturen bei Pneumonektomien:

Ligaturen Zwirn 0 bzw. 1
Durchstechungsligaturen 2 Seide
Bronchusverschluß mit 2/0 Vicryl
Thoraxsaugdrainage: 1–2 Argyle-Katheter
Nr. 28 (beim Erwachsenen)
Nr. 20 (beim Kind) gerade und gebogen

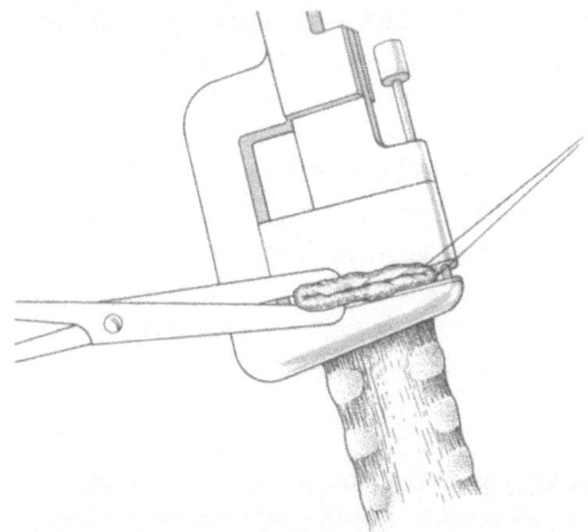

Abb. 17. Anwendung des Klammernaht-Apparats am Bronchus. Die Schere schneidet den überschüssigen Bronchus-Anteil peripher der mechanischen Nahtreihe ab

Auslaufen von Sekret. Das am Bronchus bzw. der Trachea verwendete Nahtmaterial zeigt Tabelle 4. Der Nahtverschluß des Bronchusstumpfes mittels eines mechanischen Klammernnaht-Apparates findet ebenfalls Verwendung (Abb. 17). Dabei wird die konventionelle Einzelknopfnaht am Bronchus ersetzt durch eine Reihe maschinell angebrachter Metallklammern, die den Stumpf verschließen. Die Vorteile dieses Vorgehens sind Zeitersparnis, primärer Verschluß und gute Gewebeverträglichkeit der implantierten Metallklammern.

zu c). Der Verkleinerung des Pleuraraumes dienen operative Maßnahmen, die nach Wegnahme von Teilen des knöchernen Brustkorbskelettes, durch die Kompressionswirkung der Brustwandweichteile, den Pleuraraum verkleinern (s. Thorakoplastiken).

Das Problem des Pleuraraumes und die Vermeidung des Hohlraumes in der Pleurahöhle beinhaltet auch Methoden zur operativen Lösung von entzündlichen Verklebungen der Lunge mit ihrer Umgebung, um eine bessere Ausdehnung der Restlunge zu ermöglichen. Die Durchtrennung des Ligamentum pulmonale nach der Oberlappenentfernung zur besseren Ausdehnung des verbleibenden Unterlappens dient dem gleichen Zweck.

zu d). Nach der Ablösung von Pleuraverklebungen oder nach Durchtrennung von Lungengewebe kommt es zwangsläufig zu Luftfisteln, die eine Wiederausdehnung der Lunge verhindern können. Je nach Größe des Defektes wird dieser mit feinstem, resorbierbarem Nahtmaterial der Stärke 3×0 umstochen bzw. mit einer fortlaufenden Naht verschlossen. Sehr kleine Luftfisteln schließen sich spontan.

1.2 Pneumonektomie

Die Pneumonektomie (Synonym: Pulmektomie, falsch: Pneumektomie) als Entfernung einer ganzen Lungenhälfte ist angezeigt bei ausgedehnten, das gesamte Organ betreffenden Tumoren, ebenso bei bestimmten Formen der kavernösen Lungentuberkulose oder extrem selten bei Bronchiektasien.

Operationsziel. Die Entfernung der befallenen Lungenhälfte einschl. der regionären Lymphknoten an der Lungenwurzel. Bei bösartigen Tumoren muß die Ausräumung der mediastinalen Lymphknoten mit durchgeführt werden. Die Ausdehnung des operativen Eingriffes auf benachbarte Organstrukturen zählt zu den erweiterten Eingriffen (s. dort).

Operationstechnik. Lagerung des Patienten in Seitenlage. Posterolaterale Schnittführung, aus kosmetischen Gründen bei Frauen evtl. auch antero-laterale Schnittführung in der Mammafalte. Subperiostales Eingehen in den Pleuraraum im Bett der 5. Rippe. Spaltung des Lig. pulmonale bis zur unteren Lungenvene. Stumpfes Lösen evtl. vorbestehender Pleuraverwachsungen. Mit einer Organfaßzange, z. B. nach Duval, Anspannen des Lungengewebes zur Darstellung und Absetzung der unteren und oberen Lungenvene. Die untere Lungenvene läßt sich dadurch anspannen, daß die Lunge selbst kopfwärts gezogen wird und entweder von vorn oder von hinten die dicklumige Lungenvene dargestellt und ligiert wird (Abb. 18a). Die obere Lungenvene findet sich an der Vorderseite der Lungen-

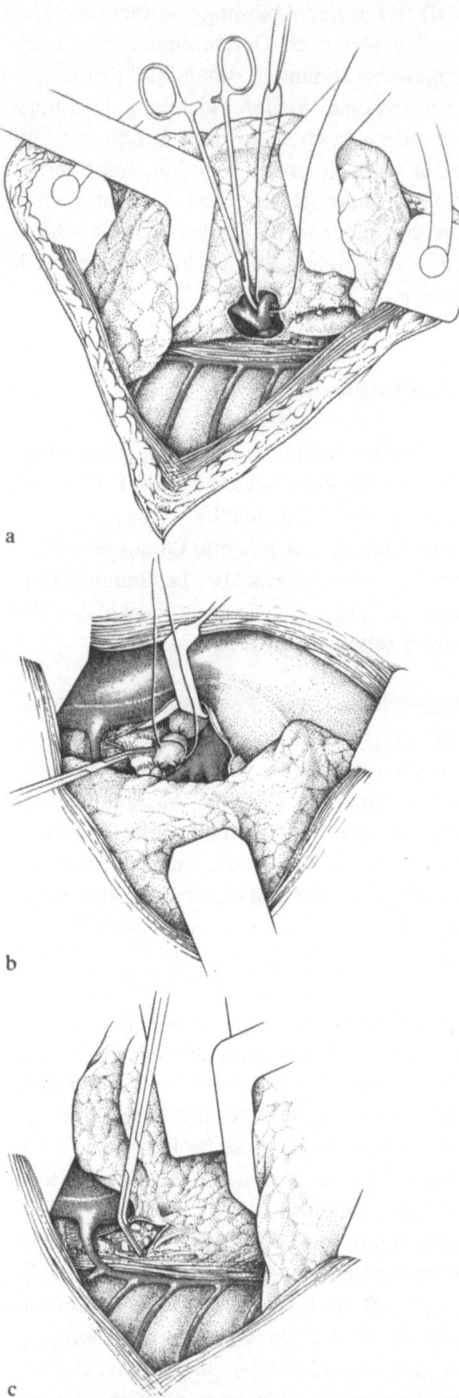

Abb. 18. Durchführung der Pneumonektomie rechts: **a** Darstellung und Absetzung der Vena pulmonalis inferior von dorsal her. **b** Doppelte Ligatur der Arteria pulmonalis. Im Bild rechts davon die Vena pulmonalis superior. **c** Die Abklemmung des rechten Hauptbronchus von hinten

wurzel, wobei die Lunge angespannt und nach hinten gezogen wird. Zur Darstellung der A. pulmonalis der rechten Seite Ablösen der seitlichen, auf der A. pulmonalis selbst liegenden Wandpartien der V. cava superior nach medial zu. Unterfahrung der Pulmonalarterie mit einer gebogenen Klemme und Absetzung derselben so weit zentral wie möglich (Abb. 18b). Präparation des Stammbronchus, Absetzung und Verschluß desselben (Abb. 18c).

Merke: Rechts liegt die Pulmonalarterie vor den Bronchien, links verläuft sie bogenförmig hinter den Bronchien vorbei (Abb. 19a–c).

Merke: Direkt vor der Lungenwurzel, rechts wie links, verläuft der N. phrenicus dem Herzbeutel direkt aufsitzend. Links im Aortenbogen verläuft der N. recurrens um das Lig. arteriosum herum (Abb. 23a, b).

Bei der Pneumonektomie werden die zur Lunge ziehenden Vagusäste mitdurchtrennt.

Anschließend Mitnahme der mediastinalen Lymphknoten bei Tumoren.

In der vorderen Axillarlinie wird etwa in Höhe des 8.–9. Zwischenrippenraumes eine intrapleurale Drainage für 12–24 Stunden eingelegt. Perikostale Nähte und weiterer schichtweiser Thoraxwandverschluß. Auf der rechten Seite wird nach der Pneumonektomie zur Abdeckung des Bronchusstumpfes ein gestielter Pleuralappen aus der Pleura der Umgebung daraufgesteppt, links ist dies meist nicht nötig. Der versorgte Stumpf zieht sich sofort in das Mediastinum zurück.

1.3 Lobektomie

Die Lobektomie als Entfernung eines ganzen Lungenlappens wird dann durchgeführt, wenn ein Tumor, einschl. seiner evtl. Lymphknotenbeteiligung, auf den Lappen allein beschränkt ist oder wenn entzündliche Veränderungen nur in diesem Bereich lokalisiert sind.

Operationsziel. Entfernung eines Lappens, einschl. der lappenzugehörigen Lymphknoten.

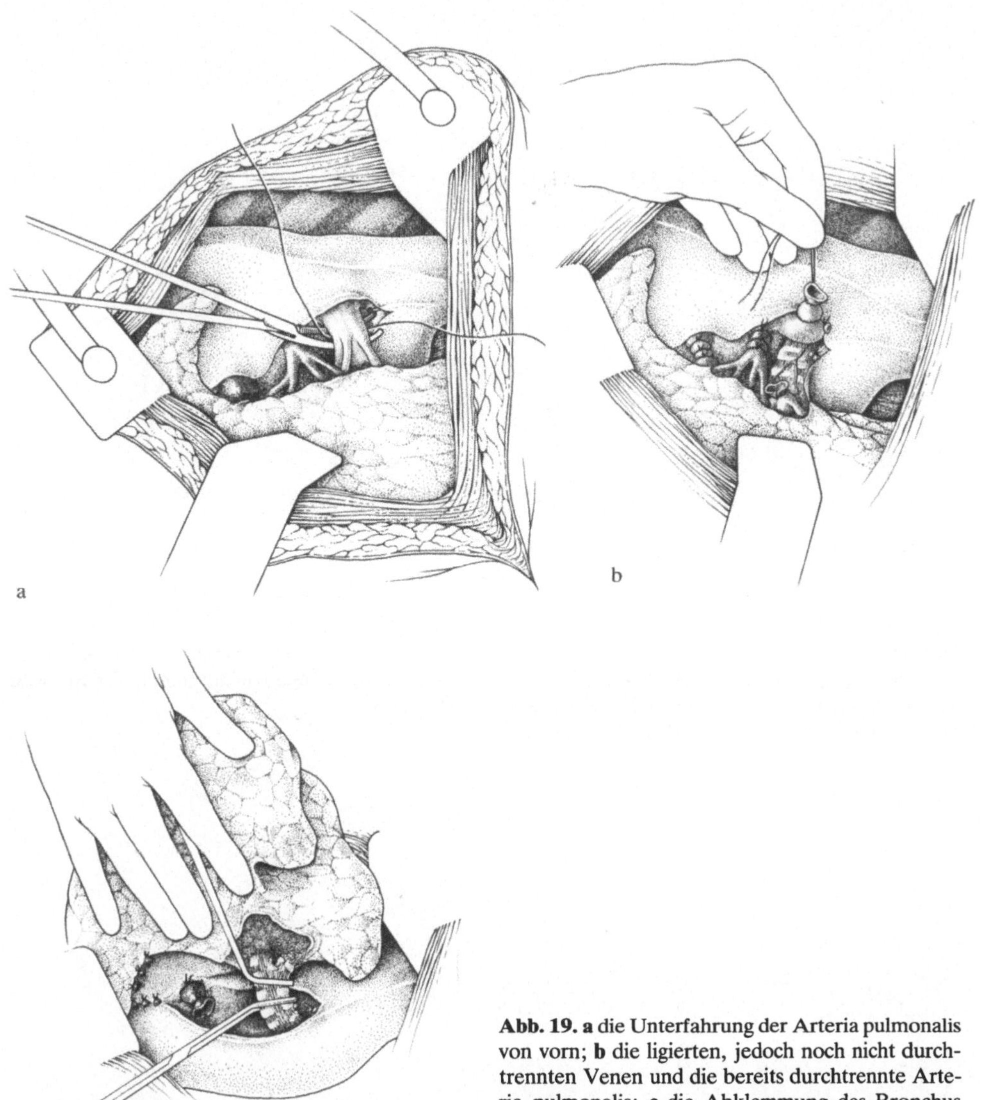

Abb. 19. a die Unterfahrung der Arteria pulmonalis von vorn; **b** die ligierten, jedoch noch nicht durchtrennten Venen und die bereits durchtrennte Arteria pulmonalis; **c** die Abklemmung des Bronchus von hinten

1.3.1 Resektion des rechten Oberlappens

Operationstechnik. Lagerung in linker Seitenlage, postero-laterale Schnittführung. Eingehen im Bett der 5. Rippe. Absetzung der oberen Lungenvene von vorn, wobei darauf geachtet werden muß, daß der zum Mittellappen führende Ast aus der oberen Lungenvene erhalten bleibt (Abb. 20a, b). Freipräparation des Pulmonalarterienhauptstammes durch Abschieben des bedeckenden Bindegewebes, Anspannen des Oberlappens und Freipräparation des Arterienastes 1/3, der meist gemeinsam mit seinen beiden Anteilen aus dem Hauptstamm abgeht. Absetzung des Arterienastes A 2, der etwas weiter peripher aus dem Hauptstamm abgeht. Zwischen Klemmen Durchtrennung der Gewebsbrücken zwischen dem Oberlappen sowie der Restlunge. Darstellung des Oberlappenbronchus und Absetzung desselben, Nahtverschluß des Stumpfes. Einlegen einer intrapleuralen Drainage für 4–5 Tage.

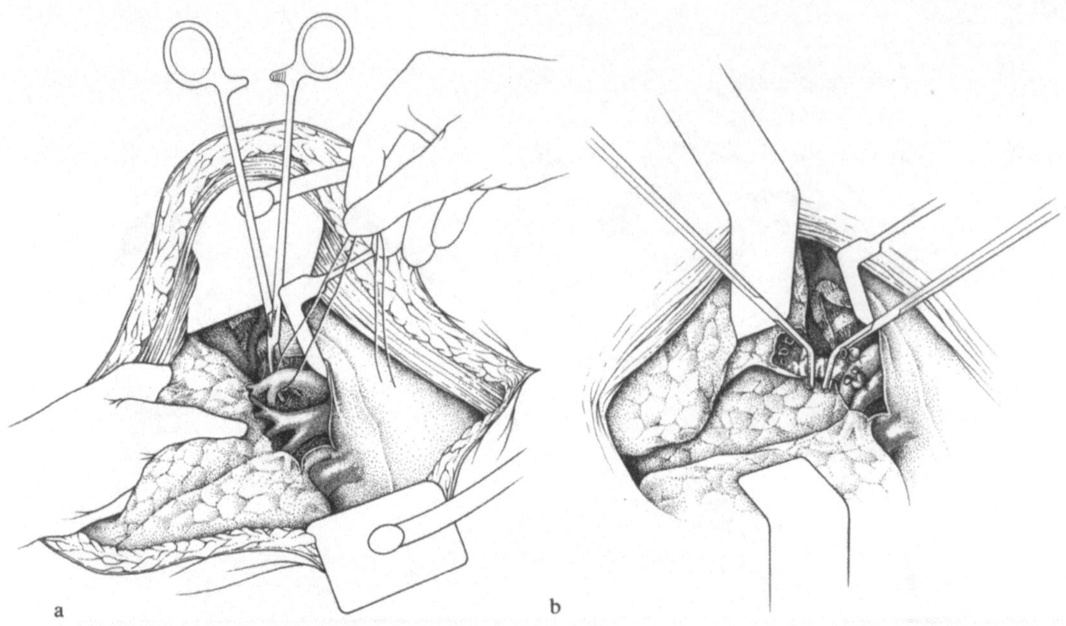

Abb. 20 zeigt bei **a** zur Oberlappenresektion rechts die Anschlingung der Arterienäste 1/3 zum Oberlappen, **b** sind die Oberlappenvene und -Arterienäste ligiert und durchtrennt. Die Mittellappenvene muß geschont werden. Der Bronchus ist abgeklemmt. Besser ist die offene Durchtrennung des Bronchus nach zentral!

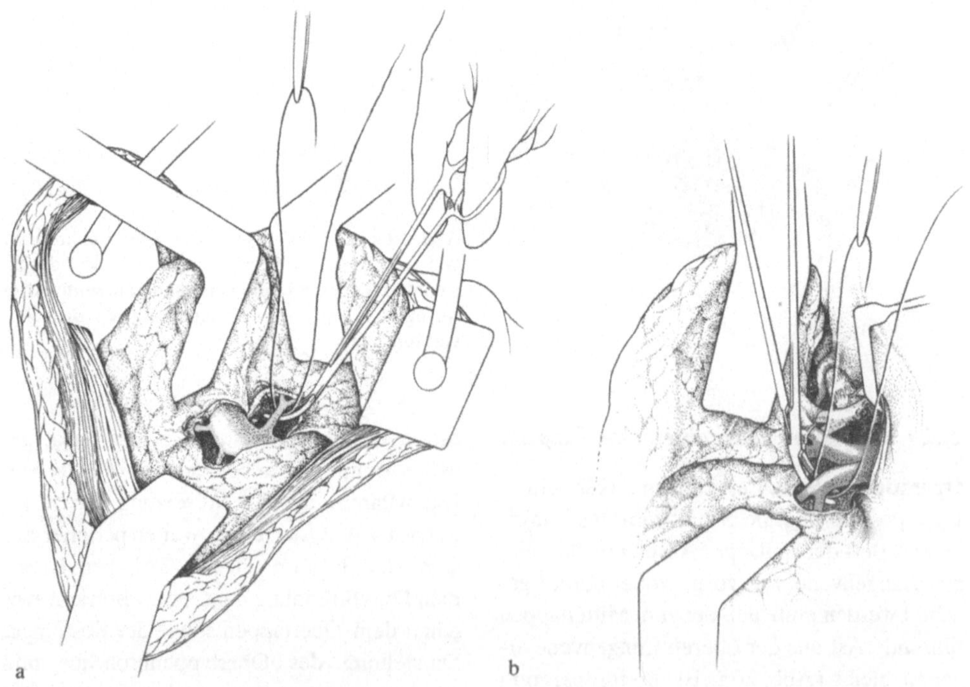

Abb. 21 zeigt bei **a** die Darstellung des Lappenspaltes zwischen Ober- und Mittellappen. Die A5 ist angeschlungen, die A4 bereits durchtrennt; **b** ist die Vene zum Mittellappen aus der oberen Lungenvene kommend angeschlungen

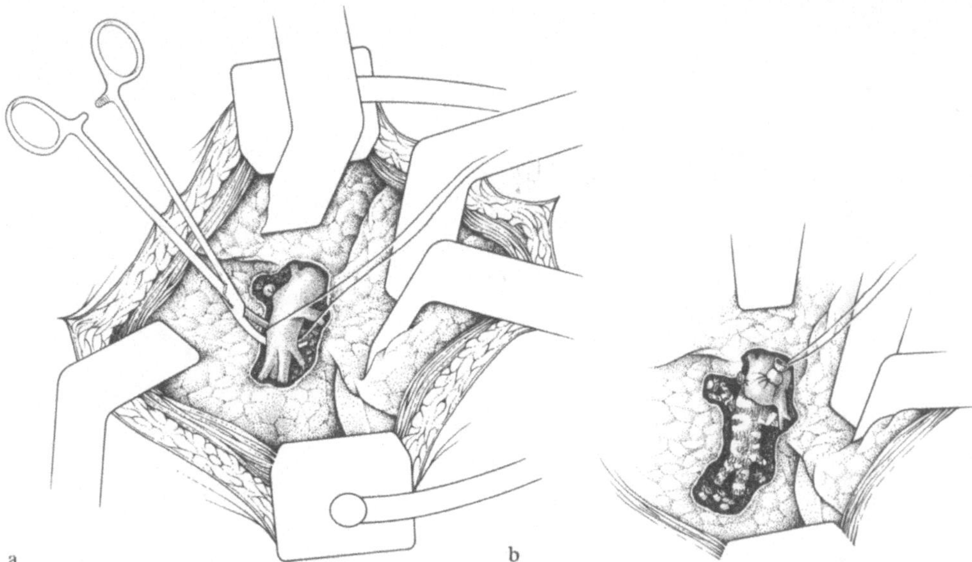

Abb. 22 zeigt bei **a** im freipräparierten unteren Lappenspalt die angeschlungene Unterlappenarterie, die Mittellappenarterie ist rechts dargestellt, die Segmentarterie 6 (*links* im Bild) ist bereits doppelt ligiert; **b** ist der zentrale Gefäßstumpf angehoben, die A6 ist durchtrennt, der Unterlappenbronchus ist dargestellt

1.3.2 Resektion des Mittellappens

Rechtsseitige Thorakotomie, wie bei der Oberlappenresektion beschrieben. Darstellung und Absetzung des von der oberen Lungenvene ausgehenden venösen Gefäßes zum Mittellappen (Abb. 21a). Darstellung des Pulmonalarterienhauptstammes von vorn. Zwischen Klemmen Durchtrennung der Gewebsbrücken zwischen Ober- und Mittellappen. Darstellung der zu dem Mittellappen führenden Äste der Arterie A 4/5, die sowohl gemeinsam, als auch getrennt aus dem Hauptstamm abgehen können. In gleicher Weise kann die arterielle Gefäßpräparation vom unteren großen Lappenspalt zwischen Mittel- und Unterlappen aus durchgeführt werden (Abb. 21b). Absetzung des Mittellappenbronchus, Nahtverschluß des Stumpfes, Drainage, Thoraxwandverschluß.

1.3.3 Resektion des rechten Unterlappens

Lagerung in linker Seitenlage, postero-laterale Schnittführung. Eingehen im Bett der 6. Rippe. Anspannen des Lungengewebes nach vorn oben. Durchtrennung des Ligamentum pulmonale. Absetzung der unteren Lungenvene von hinten oder vorn unten. Vom unteren Lappenspalt aus Darstellen der Arterie zum Unterlappen. Präparation der Abgangsstelle der zu erhaltenden Arterienäste A 4/5 (Abb. 22a, b).

Merke: Die Arterie 6 zum apikalen Unterlappensegment geht manchmal sehr weit zentralwärts des Lappenspaltes ab. Dann ist die getrennte Ligatur dieses Gefäßes erforderlich.

Absetzen des Bronchus, Verschluß desselben. Drainage, Thoraxwandverschluß.

1.3.4 Resektion des linken Oberlappens

Lagerung in rechter Seitenlage, postero-laterale Schnittführung. Darstellung und Absetzung des gesamten zum Oberlappen verlaufenden oberen Lungenvenenastes von vorn (Abb. 23a). Anspannen der Lunge nach vorn und unten zur Darstellung des Hauptstammes der Pulmonalarterie von hinten. Schrittweises Darstellen und Absetzen der Arterienäste

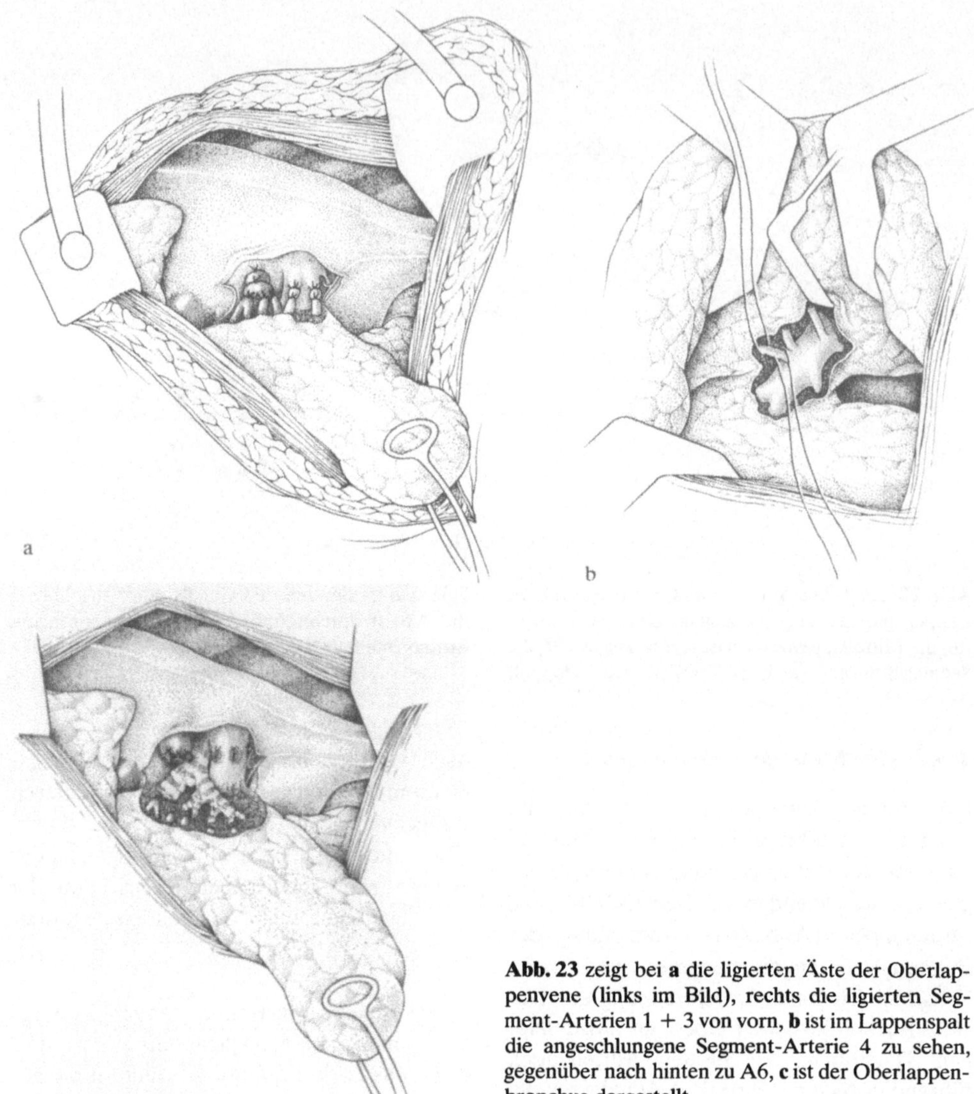

Abb. 23 zeigt bei **a** die ligierten Äste der Oberlappenvene (links im Bild), rechts die ligierten Segment-Arterien 1 + 3 von vorn, **b** ist im Lappenspalt die angeschlungene Segment-Arterie 4 zu sehen, gegenüber nach hinten zu A6, **c** ist der Oberlappenbronchus dargestellt

A 1–5 (Abb. 23b), die hier oft getrennt aus dem Hauptstamm abgehen. Absetzung und Nahtverschluß des Oberlappenbronchus (Abb. 23c). Drainage, Thoraxwandverschluß.

1.3.5 Resektion des linken Unterlappens

Lagerung in linker Seitenlage, postero-laterale Schnittführung. Subperiostales Eingehen im Bett der 6. Rippe. Spaltung des Lig. pulmonale und Absetzen der unteren Lungenvene. Im Lappenspalt Darstellung der zum Unterlappen ziehenden Arterie von hinten. Identifikation der zu erhaltenden Äste A 4/5.

Merke: Oft verläuft die Arterie zum apikalen Unterlappensegment sehr weit proximal nach hinten oben zu (Abb. 24a). Nicht selten ist deswegen deren getrennte Versorgung nötig.

Absetzung der Unterlappenarterie. Freipräparation und Absetzung des Unterlappenbronchus (Abb. 24b), Stumpfversorgung. Drainage, Thoraxwandverschluß.

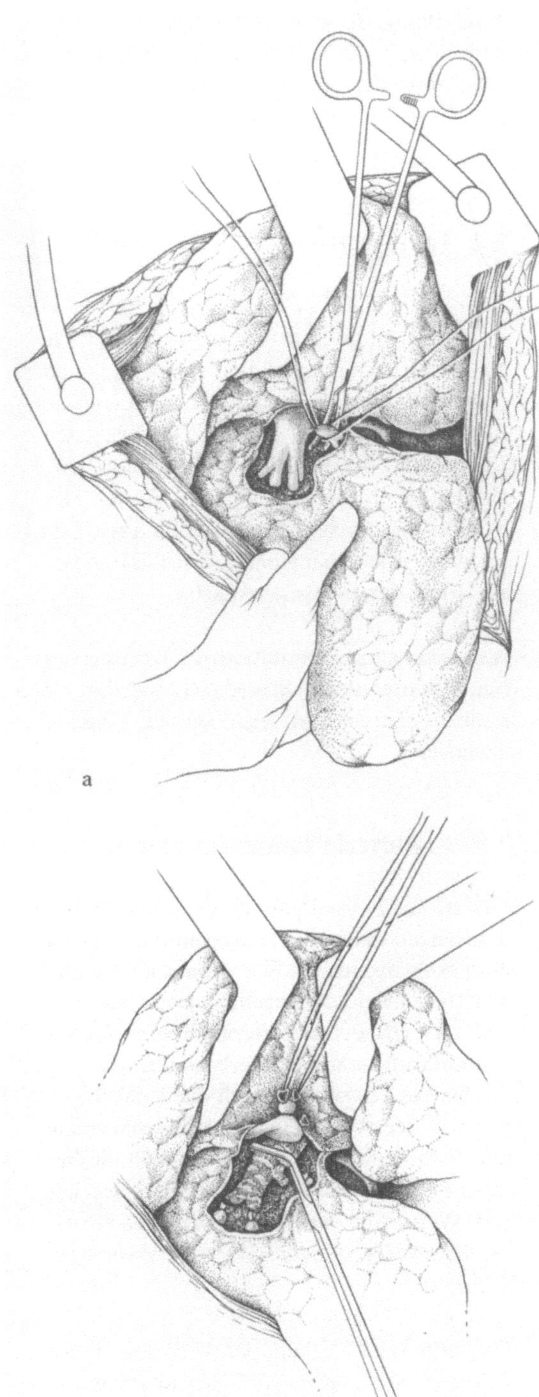

Abb. 24 zeigt in **a** vom Lappenspalt aus die angeschlungene A 6, die Arterie zu den basalen Segmenten ist dargestellt,
b ist die durchtrennte Arterie hochgehoben, der Unterlappenbronchus ist dargestellt

1.3.6 Bilobektomie

Auf der rechten Seite spricht man bei der Resektion von 2 Lappen, jeweils von einer oberen bzw. unteren Bilobektomie. Die Begründung für die Bilobektomie ergibt sich aus der Ausdehnung des pathologischen Substrates, das entfernt werden muß. Die Technik gilt sinngemäß wie bei den Lobektomien angegeben.

1.4 Segmentresektion

Die nächst kleinere anatomische Einheit eines Lungenlappens ist das Segment. Die Segmentresektion wurde früher häufig zur Beseitigung tuberkulöser Herde isoliert angewandt. Sie ermöglicht die Erhaltung der nicht-befallenen Segmente.

Nachteil: Höhere Komplikationsrate infolge häufiger flächenhafter Blutungen aus dem Parenchym, fehlender Pleuraabdeckmöglichkeit und häufiger postoperativer Atelektasen in den restlichen Segmenten.

Operationstechnik. Darstellung der Lappenarterien bis zu den Segmentaufzweigungen, Darstellung des Lappenbronchus bis zu seinen Segmentästen. Absetzung des Segmentbronchus, Ligatur und Durchtrennung des Arterienastes des betreffenden Segmentes. Anschließend stumpfes Auslösen des betreffenden Segmentes nach peripher zu, wobei die aus der Parenchymfläche austretenden kleinen Blutungen isoliert umstochen werden müssen. Die gezielte Absetzung der Segmentvenen ist oft nicht möglich.

Beachte: Es gibt häufig intersegmentäre Venenverbindungen.

1.5 Keilexzision

Die Keilexzision zur Lungenbiopsie wird synonym auch als Klemmenresektion, Wedge resection oder ökonomische Resektion nach Nagel benannt. Diffuse Lungenveränderungen oder kleinere, isolierte, peripher gelegene Lungenherde sind ohne operative Maßnahmen diagnostisch oft schwer angehbar. Die operative Diagnostik ermöglicht die Gewinnung von Biopsiematerial.

Operationsziel. Die Gewinnung von Lungengewebe zur Biopsie oder zur Entfernung kleinerer Lungenherde unter Vermeidung der Mitnahme von umgebendem Gewebe.

Operationstechnik. Lagerung des Patienten in Seitenlage. Einzelfälle können die Standardlagerung modifizieren. Kleine Thorakotomie in Höhe des zu biopsierenden Lungenanteiles, d. h. entweder über dem isolierten Befund oder über dem Bereich der deutlichsten Veränderungen bei diffusen Lungenerkrankungen. Zu verwenden sind atraumatische, weiche Klemmen, am besten Gefäßklemmen nach Satinski oder Glower. Abklemmung des Parenchyms zentral des zu entnehmenden Herdes und Absetzung des Parenchymstückes zur Biopsie. Fortlaufende atraumatische Naht zum Verschluß der Parenchymentnahmebasis mit resorbierbaren Materialien der Stärke 2×0–3×0. Die Naht dient der Blutstillung, dem luftdichten Verschluß und der Bedekkung des Defektes mit Pleura (Abb. 25).

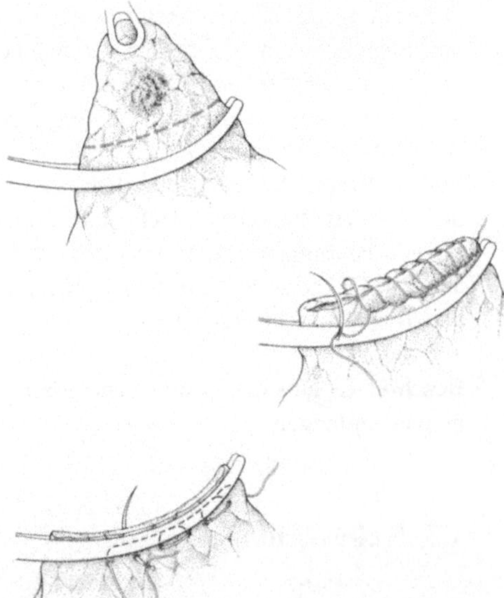

Abb. 25. Durchführung der Klemmenresektion. Je nach Lage der Klemme kann die Nahtreihe über oder unter der Klemme verlaufen

Anmerkung. Je nach Größe des entnommenen Gewebsstückes zur Biopsie spricht man auch entweder von der atypischen Segmentresektion oder der kleiner gefaßten Keilexzision.

1.6 Enukleation

Kleine, rundliche, glatt konturierte Rundherde – am häufigsten trifft dies für Chondrome zu – lassen sich bei peripherem Sitz oft gut im Lungengewebe hin und her bewegen. Eine sparsame Spaltung des darüberliegenden Lungengewebes läßt den Tumor sofort herausgleiten. Nahtverschluß des Bettes des Tumors mit durchgreifenden Nähten zur Vermeidung eines Hämatoms. Anschließend Serosierung der Lungenoberfläche.

Anmerkung. Segmentresektion, Keilexzision und Tumorenukleation sind nicht indiziert als radikale operative Maßnahmen bei malignen Tumoren.

1.7 Erweiterte Lungenresektion

Das Bronchialkarzinom als der praktisch bedeutsamste bösartige Lungentumor greift durch sein expansives Wachstum auch auf Organstrukturen der Umgebung über. Schmerzen an der Brustwand durch eine lokale Tumorinfiltration der Interkostalnerven oder die Halsvenenstauung durch die Tumorkompression der oberen Hohlvene sind manchmal nur noch dadurch zu behandeln, daß die befallenen Partien mitentfernt werden. In gleicher Weise kann ein Tumor auf den Herzbeutel überwachsen oder lokal das Zwerchfell mitinfiltrieren.

Operationsziel. Neben der Entfernung des Primärtumors und seiner Lymphknotenmetastasen müssen die mitbefallenen Umgebungsstrukturen der Lunge, soweit dies technisch noch möglich ist, mitentfernt werden.

Operationstechnik. Der lokale Einbruch eines Tumors in die Brustwand kann zusätzlich zur

Standard-Resektion an der Lunge durch die gleichzeitige en-bloc-Mitentfernung der befallenen Rippen behandelt werden. Der entstandene Brustwanddefekt wird zur Vermeidung einer paradoxen Atembeweglichkeit der Brustwand durch ein Gitternetz, das in den Defekt mit Einzelknopfnähten eingenäht wird, überbrückt (z. B. Marlex-Netz). Der lokale Tumoreinbruch in das Zwerchfell erfordert die partielle oder totale Entfernung der befallenen Zwerchfellhälfte.

Kleinere Zwerchfelldefekte können durch direkte Naht, größere durch eingenähtes Gitternetz, z. B. Marlex-Netz, überbrückt werden. Wegen der zentralen Ausdehnung eines Karzinomes auf den Herzbeutel oder die Abgänge der Lungenvenen am Vorhof kann die ausgiebige Resektion des Herzbeutels und die intraperikardiale Absetzung der Venen, gelegentlich sogar unter Mitnahme eines Segmentes aus der Vorhofwand, notwendig werden. In seltenen Einzelfällen ist bei erheblichen Plexusschmerzen beim sog. Pancoast-Tumor die Ausdehnung des Eingriffes auf den Nervenplexus bis hin zur Absetzung der ganzen Schulter-Arm-Region möglich. Der lokale Tumoreinbruch in die obere Hohlvene indiziert in Einzelfällen die tangentiale Entfernung eines Teiles der Cavawandung, selten einmal eine End-zu-End-Resektion (Abb. 26). Palliativ kann ein Venen- oder Dacron-Bypass an der oberen Hohlvene nötig sein. Zu den erweiterten Eingriffen zählen auch die plastischen Maßnahmen am Bronchial- und Gefäßsystem der Lunge selbst (s. dort).

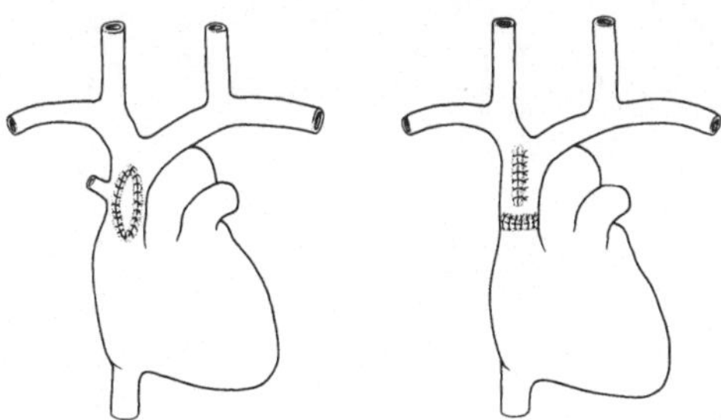

Abb. 26. Links die Tangentialresektion aus der Vena cava superior, wobei der Defekt durch einen Venenpatch gedeckt wurde. *Rechts* ist schematisch die Längsnaht und die End-zu-End-Anastomose gezeigt

Anmerkung. Die Mitnahme der mediastinalen Lymphknotenketten (paratracheal, paraaortal, Bifurkations- oder paraösophageale Lymphknoten) gehört noch nicht zu den erweiterten Eingriffen, die Lymphknotenausräumung gehört entsprechend den allgemeinen Richtlinien der radikalen Tumorchirurgie noch zu den Standard-Eingriffen.

1.7.1 Plastische Eingriffe am Tracheobronchialsystem

In der Regel stellen die plastischen Eingriffe am Tracheobronchialsystem einen Kompromiß dar zwischen der notwendigen Tumorentfernung und der damit oft verbundenen Opferung von intaktem Lungengewebe. In vielen Fällen erlaubt die Vorschädigung des kardiorespiratorischen Systems jedoch keine ausgedehnten Resektionen, weil dadurch weiteres Parenchym mit entsprechender Atemfläche mitentfernt würde. Der gutartige, in den zentralen Bronchialabschnitten sitzende Tumor oder die lokale Stenose der zentralen Bronchialabschnitte ermöglichen die lokale Entfernung des pathologischen Substrates und die Wiederverwendung der peripheren Bronchialabschnitte ohne die Opferung intakter Lungenparenchymbezirke.

Operationsziel. Lokale, radikale Tumorentfernung am Bronchialsystem unter Erhaltung des nicht-tumorbefallenen peripher davon sitzenden Bronchial- und Lungengewebsanteiles (Abb. 27).

Operationstechnik. Der isoliert im Stammbronchus sitzende gutartige Tumor wird mit genügend Sicherheitsabstand einschließlich einer Manschette aus Bronchuswand entfernt (Abb. 27) und die beiden verbleibenden Bronchusschnittflächen end-zu-end durch Einzelknopfnähte vereinigt. Der Tumor, der aus dem Oberlappen in den Stammbronchus lokal einwächst, wird durch die Mitnahme einer zirkulären Manschette aus dem Stammbronchus zusätzlich zur Lobektomie entfernt. End-zu-End Anastomose des Bronchus intermedius mit dem Stammbronchusstumpf. Der am seitlichen Tracheobronchialwinkel entste-

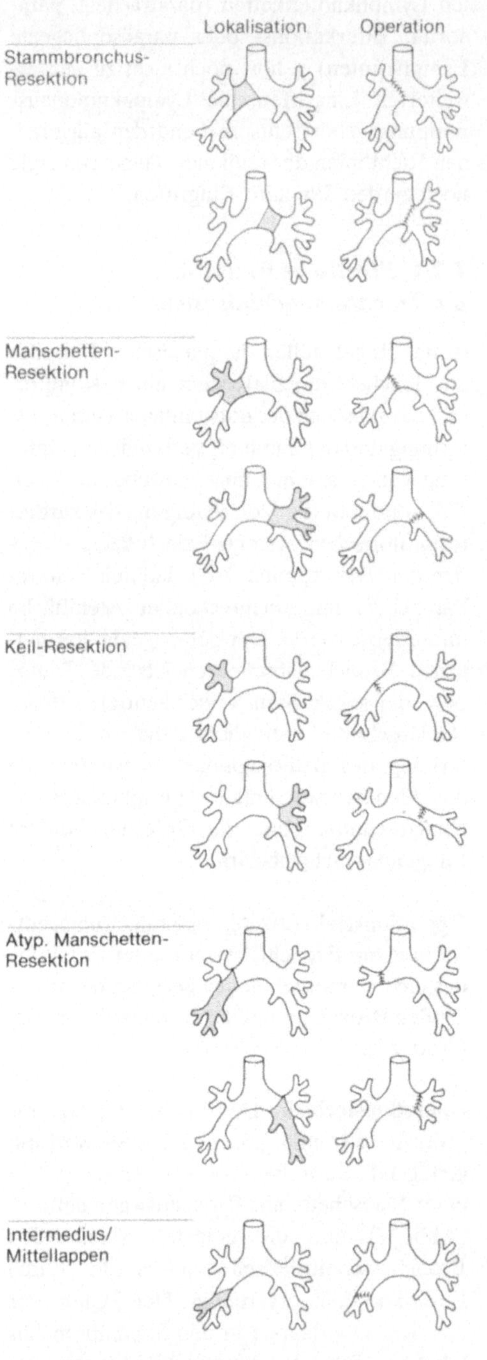

Abb. 27 zeigt schematisch die verschiedenen Modifikationen der Bronchus-Plastiken und Manschetten und Keilresektion. *Links* im Bild der rote Anteil wird entfernt. *Rechts* jeweils der Zustand nach der Anastomose

hende Defekt durch die ausgedehnte Entfernung eines Tumors unter Mitnahme eines Teiles der distalen Trachea, kann dadurch gedeckt werden, daß ein Teil der medianen Stammbronchuswand in den Defekt hochgeschlagen wird.

Seltene Einzelfälle ermöglichen die komplette Entfernung der Trachealbifurkation und die Neueinpflanzung der beiden Stammbronchien in den Trachealstumpf.

Einzelfälle ermöglichen auch die Neueinpflanzung eines Oberlappen-Bronchus in zentrale Bronchialabschnitte.

Durchführung der Anastomose mit atraumatischen Einzelknopfnähten mit nicht-resorbierbarem oder auch synthetischem resorbierbarem Material der Stärke 2×0–3×0.

Nach dem Knüpfen der Nähte und der Wasserprobe sofort intraoperativ endoskopische Kontrolle der genügend weiten Anastomose mit dem flexiblen Fiber-Bronchoskop.

1.7.2 Plastische Eingriffe am Lungengefäßbaum

Der lokale Tumoreinbruch in die Wandstruktur der zentralen Pulmonalarterienabschnitte indiziert manchmal die lokale Ausschneidung des Tumoreinbruches unter Mitnahme eines elliptischen Segmentes aus der weitlumigen Arterie (Abb. 28, 30). Fast immer ist die fortlaufende Naht des Defektes möglich (Tangential-Resektion).

Die Entfernung eines zirkulären Segmentes

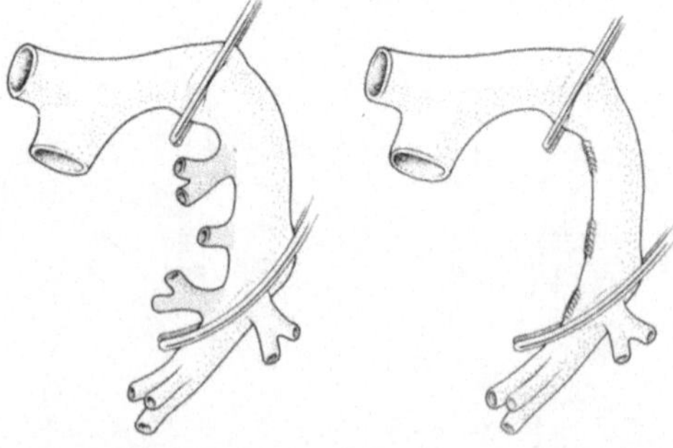

Abb. 28. Tangentiale bzw. elliptische Absetzung des Gefäßstumpfes aus der Arteria pulmonalis. *Rechts* der Zustand nach der Nahtversorgung

aus dem Pulmonalarterienhauptstamm macht die End-zu-End-Anastomose der beiden Gefäßstümpfe erforderlich (Abb. 29).

Naht der Defekte bzw. Anastomosen am Gefäßsystem mit atraumatischem Material der Stärke 5×0–6×0.

Die Kombination von Bronchus- und Gefäßplastik ist ebenfalls möglich (Abb. 29, 30).

1.8 Operative Eingriffe bei Verletzungen der Lunge und des Bronchialsystems

Die stumpfe oder perforierende Verletzung der Brustwand führt über die Anspießung durch Rippenfragmente oder durch das perforierende Messer, Geschoß oder ähnliches zur Verletzung des Lungenparenchyms. Dadurch resultiert die Blutung in den Pleuraraum, daneben der Pneumothorax oder selten die ausgedehnte Gewebszerstörung der Lunge.

Operationsziel. Entfernung der intrapleuralen Blutansammlung, Wiederausdehnung der kollabierten Lunge. Bei der Thorakotomie zusätzlicher Nahtverschluß des Defektes.

Operationstechnik. Häufig als erste Maßnahme zur Kontrolle des aktuellen Blutverlustes in den Thorax Einlegen einer Bülau-Drainage. Stündliche Bilanzierung, Schockbehandlung, Kontrolle von Ein- und Ausfuhr-Volumina. Ein Verlust von mehr als 200 ml Blut pro Stunde über einen mehrstündigen Zeitraum hin indiziert nach anfänglicher alleiniger konservativer Behandlung mit der Bülau-Drainage die Thorakotomie zur Revision der Blutungsquelle. Größere initiale Blutverluste mit dem klinischen Verdacht einer Verletzung des Herzens oder großer Gefäße indizieren die sofortige, notfallmäßige Thorakotomie.

Die fehlende Wiederausdehnung der Lunge infolge eines großen Parenchymdefektes mit Luftfisteln kann nach anfänglicher erfolgloser Saugbehandlung die Indikation zur Thorakotomie darstellen.

Die Thorakotomie wird als laterale Standard-Thorakotomie mit Erweiterungsmöglichkeit nach vorn oder hinten durchgeführt.

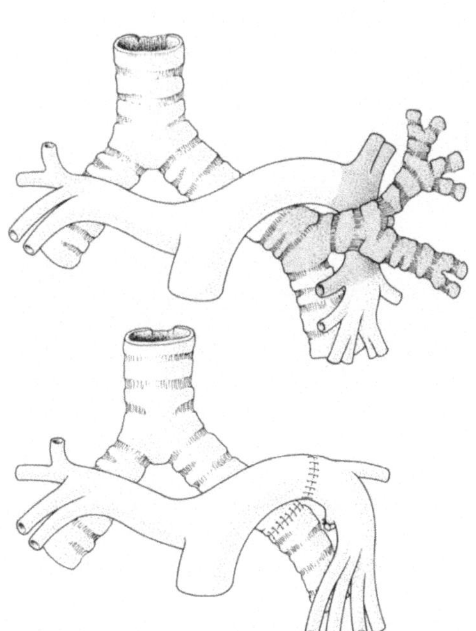

Abb. 29. Kombinierte Bronchus- und Gefäßresektion mit Entfernung einer kompletten Manschette und anschließender End-zu-End-Anastomose

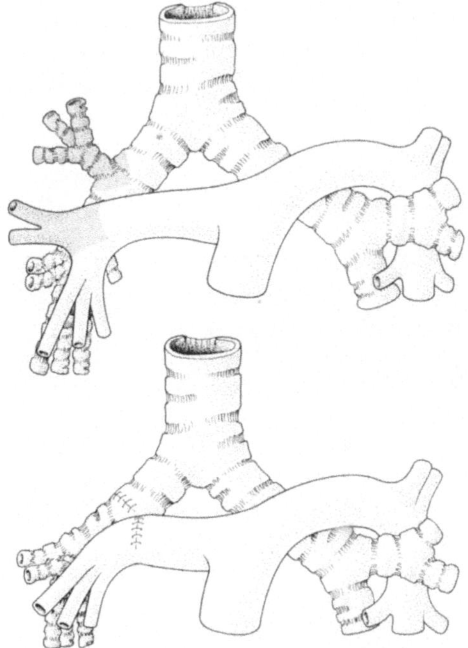

Abb. 30. Kombinierter Eingriff, wobei sowohl am Gefäß wie auch am Bronchus nur ein Keil entfernt wird

Umstechung der blutenden Gefäßpartien, Pleuralisierung und Verschluß der Luftfisteln. Nahtmaterial Catgut, Chromcatgut oder synthetisches, resorbierbares Nahtmaterial der Stärke 3×0–5×0. Stark zerfetzte Parenchymanteile werden über Klemmen im Sinne einer atypischen Resektion abgesetzt. Größere Blutungen aus zentralen Gefäßen werden nach provisorischer Abklemmung mit atraumatischen Nähten der Stärke 5×0 Seide versorgt.

Der frische traumatische Bronchusabriß, in erster Linie am linken Stammbronchus oder in der Nähe der Bifurkation, ist fast immer ein zirkulärer Ab- oder Einriß; an der Trachea überwiegt der Längsriß am Rande der Pars membranacea. Darstellung der Bronchus-Wundränder, Adaptation und Naht des Defektes mit atraumatischem Material der Stärke 2×0–3×0 (Seide, Ethiflex, Dexon, Vicryl).

Ältere oder bereits narbig-fixierte Bronchusein- oder abrisse müssen an den Wundrändern sparsam nachreseziert werden. Defektverschluß mit Einzelknopfnähten, wie bei der akuten Bronchusruptur. Intraoperative endoskopische Befundkontrolle erforderlich.

Extrem selten sind bei ausgedehnten traumatischen Parenchymzerreißungen der Lunge Lobektomien oder gar Pneumonektomien erforderlich (Vorgehen s. dort).

2 Eingriffe an Brustwand und Pleura

2.1 Eingriffe bei Rippen- und Brustwandanomalien

In seltenen Fällen kann durch nicht oder unvollständig angelegte Rippen ein Defekt der knöchernen Brustwand bestehen, der in ausgeprägten Fällen durch die atemsynchrone, jedoch paradoxe Atembeweglichkeit der Lunge im Bereich des Brustwandbruches respiratorische Komplikationen auslösen kann. Operative Korrektur nur in diesen Fällen erforderlich.

Operationsziel. Wiederherstellung der Stabilität des knöchernen Thoraxskelettes durch Verschluß der Lücke.

Operationstechnik. Inzision über dem Defekt, Wahl der Inzision im Bereich der Muskulatur so, daß diese als gestieltes Transplantat evtl. zusätzlich zur Bedeckung des Defektes Verwendung finden kann.

Präparatorische Darstellung der Defektränder; Defektverschluß möglich durch Längsspaltung der benachbarten Rippen, die schräg in den Defekt verlagert und miteinander fixiert werden (Abb. 31). Ebenso Defektverschluß möglich, indem Fremdmaterial in Form eines Gitternetzes, z. B. Marlex-Netz, straff in den Defekt eingenäht wird.

Merke: Implantation von Fremdkörpermaterial beim Kind kann möglicherweise ein Fremdkörpersarkom erzeugen.

Merke: Die Erhaltung des Periostschlauches der Rippen zur Regeneratbildung ist unbedingt erforderlich.

Die seltene angeborene Sternumspalte erfordert die Cerclage der beiden Sternumhälften durch Drahtnähte und die Naht des jeweiligen vorderen und hinteren Periostlappens. Zusätzlich Naht der auseinandergewichenen Mm. recti bis in Nabelhöhe.

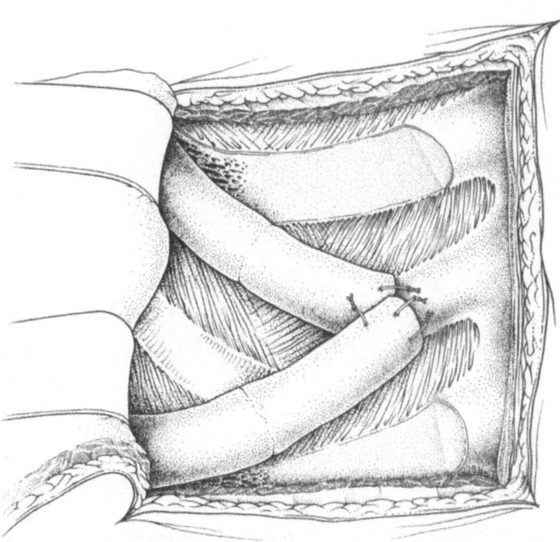

Abb. 31 zeigt die beiden, dem Defekt benachbarten Rippen längs gespalten und schräg in den Defekt eingeschlagen und fixiert

Die partielle Sternumspalte muß oft durch die Entnahme eines dreieckigen, schmalen Knochenkeiles aus dem unteren Sternumanteil komplettiert werden, bevor die Adaptation der beiden Hälften möglich ist. Häufig sind zusätzlich seitliche Entlastungsschnitte an den Rippenknorpeln erforderlich.

2.2 Eingriffe bei Trichterbrust

Die Trichterbrust ist eine Fehlbildung der vorderen Brustwand mit einer Einwärtsbiegung des Brustbeines und der angrenzenden Rippen bzw. Rippenknorpel. Die Behandlungsbedürftigkeit ist nahezu ausschließlich aus kosmetischen Gründen gegeben.

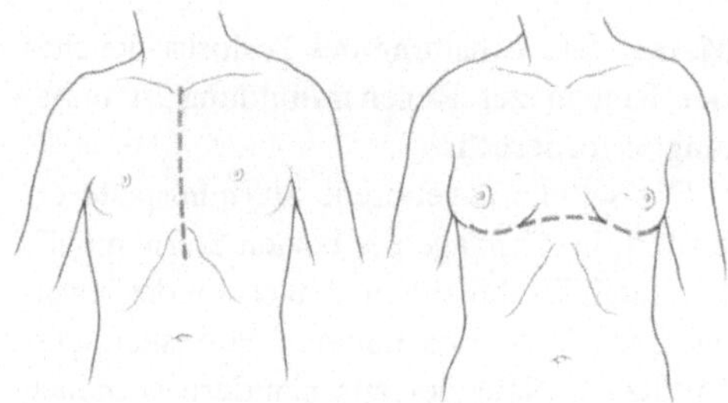

Abb. 32. Unterschiedliche Hautincision zur Operation der Trichterbrust beim Mädchen und Knaben

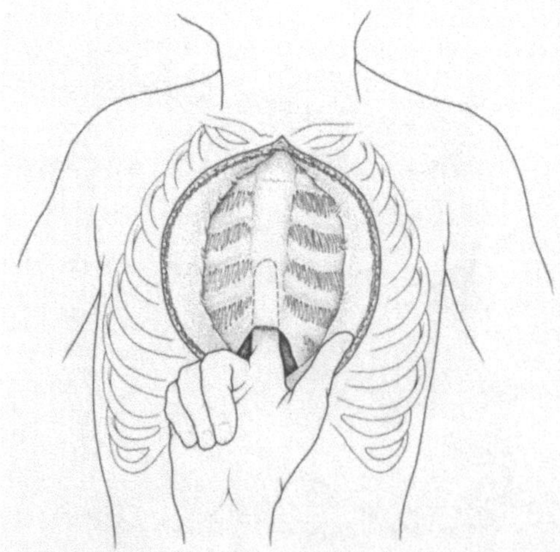

Abb. 33. Stumpfe digitale Präparation an der Sternum-Hinterfläche zur Lösung der Verwachsungen zum Mediastinum

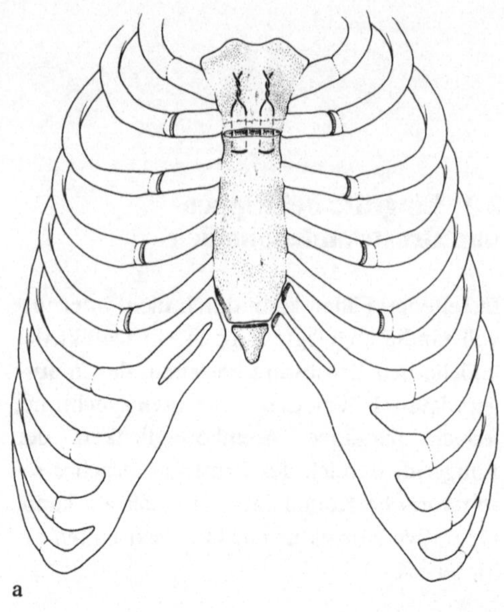

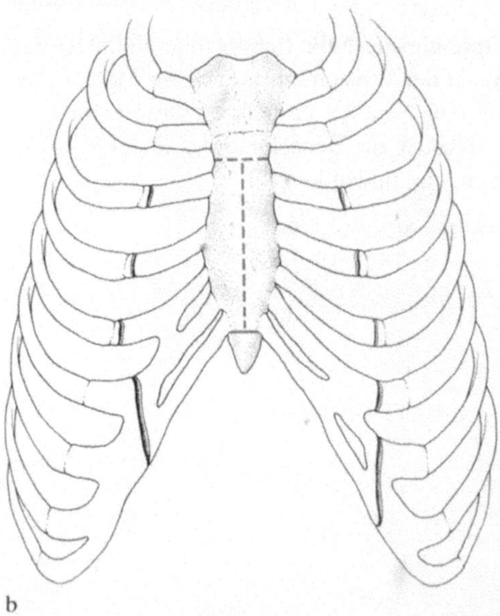

Abb. 34. a zeigt die schrägen Incisionen an den seitlichen Knorpelgrenzen sowie die quere Durchtrennung der vorderen Corticalisfläche des Brustbeins am Rande des Trichters. Anheben des Brustbeins in diesem Bereich und Fixation mit Draht-Cerclagen. **b** zeigt die T-förmige Längsspaltung des Brustbeins nach Resektion des Schwertfortsatzes und schräger Incision der Knorpel. Zusätzlich, wie aus Abb. 35 ersichtlich, Entnahme eines keilförmigen Spans an der Hinterwand zur dachfirstartigen Nahtfixation

Operationsziel.

a) Mobilisierung der eingesunkenen Brustbein- und Rippenanteile.

b) Stabilisierung des angehobenen Brustwandbereiches in der korrigierten Stellung mit oder ohne Verwendung metallischer Implantate.

Operationstechnik. Lagerung in Rückenlage mit symmetrisch abgespreizten Armen. Bei Knaben Inzision in der Mittellinie vom Brustbeinansatz bis über den Schwertfortsatz, bei Mädchen querer, leicht geschwungener Schnitt in der Gegend der Mammafalte (Abb. 32).

Ablösung der Brustwandweichteile beidseits bis zum Rand des eingesunkenen Trichters. Stumpfes Abschieben der Brustbeinhinterfläche vom Mediastinum nach Abtrennung des Schwertfortsatzes (Abb. 33).

Am Trichterrand und parasternal schräge Inzisionen der Rippenknorpel nach vorherigem Abschieben des Periostes.

Am Brustbein in Höhe des Trichterrandes quere, rinnen- oder keilförmige Abmeißelung der vorderen Kortikalislamelle zur Anhebung des Brustbeines. Naht, Adaptation des angehobenen Trichterbereichcs an den seitlichen Rippenknorpeln (Abb. 34a).

Merke: Bei der Mobilisierung des Trichters sind Verletzungen der Pleura leicht möglich, dann zusätzliche Thoraxsaugdrainage in den Pleuraraum einlegen.

Die Rekonstruktion des eingesunkenen Brustbeinanteiles ist auch durch T-förmige Spaltung und anschließende dachfirstartige Rekonstruktion nach Entnahme eines keilförmigen Knochenspans aus dem Brustbein möglich (Abb. 34b). Fixation des rekonstruierten Brustbeinanteiles durch Drahtnähte (Abb. 35).

Die Fixation der angehobenen Brustbeinpartien wird auch durch vor dem Brustbein und vor den seitlichen Rippen quer eingelegte Metallschienen (Abb. 36) ermöglicht.

Abschluß aller Korrekturverfahren durch eine mediastinale Saugdrainage für 2–3 Tage. Spannungsfreie, atraumatische, feine Hautnähte.

2.3 Eingriffe bei entzündlichen Prozessen der Brustwand

Im Gefolge einer Abszedierung von Lymphknoten, z. B. der axillären Lymphknotengruppe, führt dies zu der seltenen Brustwandphlegmone. Besonders schwierig ist dabei die Diagnose bei der Subpektoralphlegmone, die unter der kräftigen Brustwandmuskulatur oft nur spät erkennbar ist.

Die hämotogen entstandene Osteomyelitis des Brustbeines oder der Rippen (Tuberkulose, Sepsis, Typhus abdominalis) kann phlegmonös auf die Brustwandweichteile übergreifen. Das gleiche gilt für infizierte Verletzungen am Brustwandskelett. Die Infektion einer Sternotomie, z. B. nach Herzoperationen, führt manchmal zur chronischen Sternumosteomyelitis.

Operationsziel. Entfernung des Abszeßeiters und des nekrotischen Weichteil-, Knorpel- und Knochengewebes.

Operationstechnik. Spaltung und ausreichend weite Inzision der Haut und der Muskulatur,

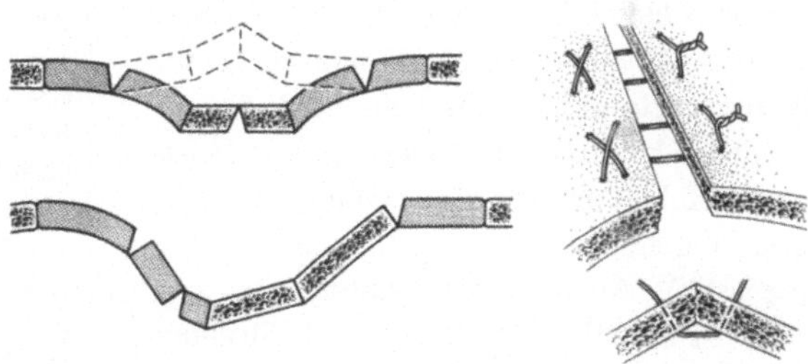

Abb. 35. Das *linke untere* Bild zeigt die Rekonstruktion einer asymmetrischen Trichterbrust durch Keilentnahme und Anhebung

wenn möglich am tiefsten Punkt der befallenen Partien. Drainage durch weitlumige Katheter oder Gummilaschen, evtl. zusätzliche Spüldrainagen.

Radikale Exzision des Granulationsgewebes und der Fistelgänge mit vollständiger Entfernung des nekrotischen Knorpel- und Knochenmaterials mit dem scharfen Löffel. Auskratzung aller Granulationsgewebshöhlen. Spülung des Wundbettes mit physiologischer Kochsalzlösung. Wenn möglich, Entfernung des infizierten Osteosynthesematerials, z. B. der Drahtnähte am Sternum, wenn dies die Stabilität des Knochenskelettes erlaubt.

Auffüllung bestehender Knochendefekte am Sternum durch autologes Spongiosamaterial, z. B. vom Beckenkamm.

Merke: Wichtig ist die Entfernung allen nekrotischen und eitrigen Gewebsmaterials, erst in zweiter Linie ist die Gabe hochdosierter, getesteter Antibiotika erforderlich.

2.4 Eingriffe bei Tumoren der Brustwand

Tumoren der Brustwand sind häufig Fibrome, Lipome oder Sarkome, vereinzelt auch Metastasen maligner Tumoren. Sie können oft groteske Ausmaße annehmen.

Operationsziel. Entfernung des Tumors entweder kurativ oder – wie bei Metastasen – palliativ zur Vermeidung sekundärer Exulzerationen.

Operationstechnik. Bei gestielten Tumoren bogenförmige Umschneidung der Haut und der Weichteile. Bei großflächigen Tumoren, die eine Mitnahme von Muskulatur und Hautarealen erforderlich machen, muß die anschließende plastische Deckung des Brustwanddefektes aus den Weichteilen der Umgebung durchgeführt werden (lokale Verschiebeplastik). Ausgedehnte Hautdefekte, z. B. nach Amputation der Brust, nach Strahlenschädigungen etc., machen mehrzeitige, kombinierte gestielte Haut-Muskel-Lappenplastiken, evtl. unter Verwendung der gegenseitigen Mamma nötig. Die Verwendung des großen Netzes zur zeitweiligen Defektdeckung ist ebenfalls bekannt.

2.5 Eingriffe bei Tumoren der Rippen und des Brustbeines

Der nach außen zu wachsende Rippentumor fällt durch die tastbare Tumorkontur auf. Isoliert nach innen zu wachsende Tumoren zeigen röntgenologisch die Strukturveränderungen an den Rippen. Sehr große Tumoren können dabei zu einer lokalen Kompression der angrenzenden Lungenpartien führen.

Operationsziel. Entfernung des Tumors durch Exstirpation der befallenen Rippe. Bei malignen Tumoren muß aus kurativer Sicht jeweils die darüber- und darunterliegende Rippe mitentfernt werden (Erfassung des Lymphabflußgebietes).

Operationstechnik. Inzision über der nachgewiesenen Tumorpartie. Bei sekundärem Befall der bedeckenden Brustwandmuskulatur muß diese en bloc radikal lokal mitentfernt werden (Tabelle 5).

Quere Durchtrennung der vorderen Begrenzung der Rippe am Knorpelansatz und

Tabelle 5. Instrumente zur Rippenresektion

Normales Instrumentierbesteck ohne atraumatische Klemmen und atraumatische Pinzetten
1 Rippenschere links geöffnet (Brunner)
1 Rippenschere rechts geöffnet (Brunner)
1 Raspatorium nach Doyen links
1 Raspatorium nach Doyen rechts
1 Raspatorium nach Kleesattel
1 gerades Raspatorium
1 gebogenes Raspatorium
1 Knochenschere nach Liston
Verschiedene Luer (Hohlmeißelzangen)
1 Satz Spatel verschiedener Breite und Länge z. B. nach Brunner, Langenbeck etc.
1 Hammer und mehrere flache, gebogene Meißel
1 selbsthaltender Skapulahaken (Gaubatz)

Für die Resektion der 1. Rippe:

1 Rippenschere nach Sauerbruch
1 Raspatorium für die 1. Rippe
1 Rippenfaßzange nach Brunner

Durchtrennung des Costotransversalgelenkes zur Entfernung der gesamten Rippe. Bei malignen Tumoren das gleiche Vorgehen an der jeweils höher- bzw. tiefergelegenen Rippe. Defektdeckung zur Verhinderung der paradoxen Atembeweglichkeit durch Implantation eines Gitternetzes, z. B. Marlex-Netz. Ausgiebige Drainage des Wundgebietes. Wundverschluß, wobei die zusätzliche Abdeckung durch darüberliegende Muskulatur erfolgen muß (Abb. 37).

Die teilweise oder vollständige Entfernung des Brustbeines unter Verwendung der oszillierenden Säge, des Lebsche-Meißels bzw. der Rippenschere ist in gleicher Weise möglich. Der entstandene Defekt läßt sich ebenfalls mit Fremdmaterial überbrücken.

Vereinzelt ist auch die Defektdeckung nach Resektion der unteren Rippen möglich unter Verwendung des Zwerchfelles, das zur oberen Begrenzung des Defektes hochgezogen und dort mit perikostalen Nähten fixiert wird.

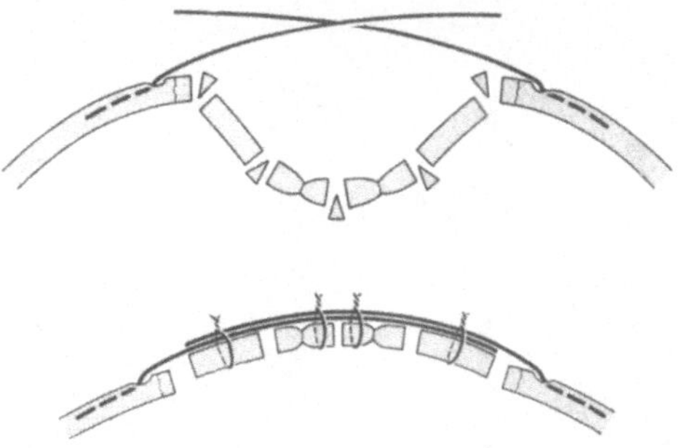

Abb. 36. Die Fixation der angehobenen Trichterbrust-Anteile durch zusätzliche Drahtschienen nach Rehbein. Man beachte den entnommenen Keil in der oberen Abbildung

2.6 Eingriffe bei Tumoren des Brustfelles

Tumoren des Brustfelles können primär auftreten; wesentlich häufiger sind jedoch metastatische sekundäre Tumorinfiltrationen der Pleura. Primäre Tumoren sind gut- oder bösartige Mesotheliome. Tumormetastasen der Pleura können entweder durch ihr Einwachsen in die Brustwand erhebliche Schmerzen machen oder durch ihre Ergußbildung zu häufigen und sehr belastenden Punktionsbehandlungen führen.

2.6.1 Extrapleurale Pleuropneumonektomie

Operationsziel. Bei jüngeren Patienten in gutem Allgemeinzustand kann der primär von der Pleura ausgehende Tumor (malignes Mesotheliom) durch die Entfernung der gesamten Pleura parietalis und visceralis entfernt werden. Dies bedeutet zusätzlich eine Pneumonektomie incl. Entfernung des Herzbeutels und einer Zwerchfellhälfte ohne dabei den Pleuraraum selbst zu eröffnen.

Operationstechnik. Lagerung des Patienten in Seitenlage zur lateralen Standardthorakotomie. Extrapleurale stumpfe Ablösung der Pleura parietalis von der Fascia endothoracica im parietalen Anteil. Anschließend unter Schonung des N. recurrens Ablösung der Pleura mediastinalis und der angrenzenden Herzbeutelpartie.

Jetzt zusätzliches interkostales Eingehen im Bett der 7. oder 8. Rippe. Ablösung des Zwerchfelles in Höhe des Zwerchfellrippenwinkels bzw. am Mediastinum. Absetzung der venösen und arteriellen Gefäße und des Bronchus zur Pneumonektomie. Ersatz des Zwerchfelles durch ein Implantat aus einem Gitternetz, z. B. Marlex, das mit Einzelknopfnähten (Ethiflex, Mersilen, Seide der Stärke 0–2 straff perikostal und an den Mediastinalstrukturen fixiert wird. Drainage im Pleuraraum und im Oberbauch jeweils getrennt erforderlich. Verschluß der beiden interkostalen Inzisionen und schichtweiser Thoraxwandverschluß.

2.6.2 Parietale Pleurektomie

In den meisten Fällen ist wegen der flächenhaften Tumorausbreitung und der reduzierten kardiorespiratorischen Ausgangssituation eine radikale Tumorentfernung nicht mehr möglich. Als Palliativmaßnahme kann dann die alleinige parietale Pleurektomie durchgeführt werden.

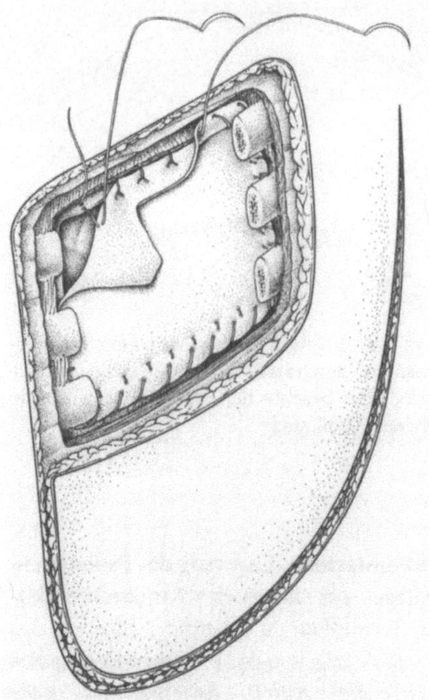

Abb. 37. Defektversorgung an der Brustwand mittels Marlex-Netz. Man beachte die 2-schichtige Nahtreihe

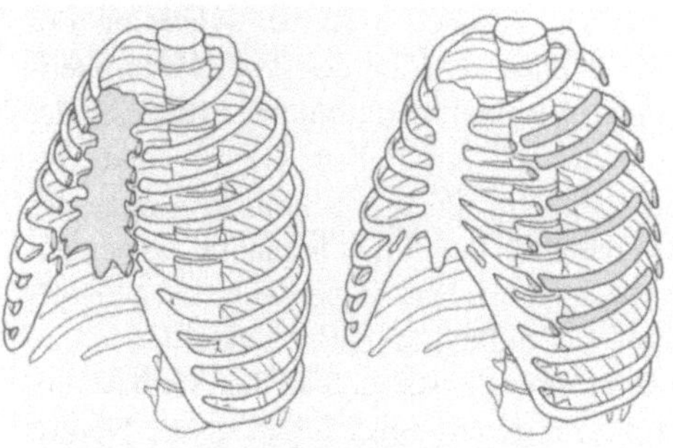

Abb. 38. Traumatische Auslösung des Sternums aus dem Verband der Rippen. Das gleiche gilt für die seitlich frakturierten Rippen

Operationsziel. Die Mitnahme der parietalen Pleura erbringt zu der Entfernung des Tumors in diesem Bereich die Möglichkeit der Verklebung der Lungenoberfläche mit der extrapleuralen großen Wundfläche, wodurch das ständige Nachlaufen des Pleuraergusses verhindert wird. In gleicher Weise können die Thoraxwandschmerzen des Kranken dadurch gelindert werden, daß das weitere Einwachsen des Tumors in die Brustwandweichteile verhindert wird.

Operationstechnik. In Seitenlage laterale Standard-Thorakotomie, extrapleurales parietales Ablösen der wandständigen Pleura. Beschränkung des Eingriffes auf die parietalen Pleuraanteile unter Belassung der mediastinalen und der Zwerchfellanteile der Pleura. Stumpfes Ablösen der tumorinfiltrierten parietal bereits gelösten Anteile der Pleura von der Lungenoberfläche.

Einlegen von zwei dicklumigen Saugdrainagen nach sorgfältiger Blutstillung; die große Wundfläche führt häufig zu flächenhaften Nachblutungen.

Anmerkung. Die isolierte parietale Pleurektomie wird als operative Maßnahme bei den Rezidivfällen eines Spontanpneumothorax auch dann durchgeführt, wenn alle anderen konservativen und begrenzt chirurgischen Eingriffe erfolglos geblieben sind. Nach der Pleurektomie verklebt die Lungenoberfläche mit der Fascia endothoracica, wodurch der Pleuraraum verschwindet.

2.7 Eingriffe bei Verletzungen der Brustwand

Ausgedehnte Weichteilverletzungen treten bei Überfahrungen mit Ablederung der Weichteile auf. Dabei sind oft mehrzeitige plastische Rekonstruktionsmaßnahmen erforderlich.

Rippenserienfrakturen führen über die Instabilität der Brustwand zur respiratorischen Insuffizienz. Das gleiche kann für die Sternumfraktur gelten (Abb. 38, 39). Als konservative Behandlungsmaßnahme gilt dabei die maschinelle Langzeitbeatmung mit Intubation und Tracheotomie.

Zur Vermeidung der möglichen Nachteile dieser Behandlung dienen in Einzelfällen operative Maßnahmen.

Operationsziel. Operative Fixation der instabilen, pathologisch und paradox beweglichen Anteile der knöchernen Brustwand, zur Gewährleistung einer synchronen Atmung und Atembeweglichkeit der Lunge.

Operationstechnik. Inzision über den Frakturen von einer lateralen Thorakotomie aus. Bei gleichzeitiger Revision des Thoraxraumes perikostale Adaptationsnähte der Frakturen von innen her unter Verwendung eines synthetischen resorbierbaren Nahtmaterials, z. B. Dexon oder Vicryl der Stärke 0–1.

Bei alleiniger operativer Versorgung der Rippenfrakturen ohne zusätzliche Revision des Pleuraraumes von außen her Fixation der Frakturen mittels Drahtcerclagen oder aber Schienung der Rippenfrakturen durch darübergelegte, speziell angepaßte Metallbügel, die an den intakten Rippenpartien zusätzlich fixiert werden.

Vereinzelt auch intramedulläre Auffädelung der Rippenfrakturen durch elastische Metallspangen.

In Einzelfällen ist die Frakturruhigstellung unter Verwendung von Kirschner-Bohrdrähten möglich.

Merke: Sämtliches verwendetes Osteosynthesematerial muß so verankert werden, daß ein sekundäres Wandern desselben verhindert wird.

Die Querfraktur des Brustbeines wird ruhiggestellt durch zwei in Längsrichtung des Brustbeines schräg gekreuzt verlaufende Bohrdrähte.

Anmerkung. Alle operativen Verfahren unter Verwendung von Extensionen mit Drahtbügeln, Drahtschlingen, Tuchklemmen etc. haben ein hohes Infektrisiko. Die Lagerung und Pflege des Patienten ist erschwert.

2.8 Eingriffe bei Verletzungen des Brustfelles

Isolierte Verletzungen des Brustfelles bei stumpfen Traumen des Brustkorbes sind selten und nur dann zu diagnostizieren, wenn infolge gleichzeitiger Verletzung der Lunge ein Pneumothorax vorhanden ist. Direkte Verletzungen des Brustfelles treten bei Stich- oder Schußwunden des Thorax auf. Großflächige offene Thoraxverletzungen mit freier Verbindung zwischen Pleuraraum und Außenwelt können wegen des gefährlichen Mediastinalflatterns akut gefährdend sein.

Operationsziel. Am Unfallort notfallmäßiger provisorischer Wundverschluß, um den offenen in einen geschlossenen Pneumothorax umzuwandeln. Unter klinischen Bedingungen operativer Verschluß des Defektes.

Operationstechnik. Umschneidung der Wundränder, Débridement der Muskelfetzen zur Schaffung gut durchbluteter Weichteile. Bei großen Rippendefekten möglichst unter Verwendung körpereigenen Materials, diagonales Einschlagen randständiger Rippen in den Defekt, wenn dies wegen der Größe nötig ist. Muskelverschiebeplastiken zur Defektdeckung, evtl. mit zusätzlicher Plastik zum Verschluß des Hautdefektes. Drainage des Pleuraraumes und der Thoraxwand. Zusätzlich Tetanusprophylaxe und evtl. Antibiotika.

2.9 Eingriffe bei entzündlichen Prozessen des Brustfelles

Die trockene Pleuritis stellt keine Erkrankung dar, die chirurgische Maßnahmen erfordert. Bei der ausgedehnten Pleuritis exsudativa, die zu einer Kompression der Lunge in Abhängigkeit vom Ausmaß des Ergusses führt, ist neben einer medikamentösen Behandlung des Grundleidens die zusätzliche Entlastungspunktion erforderlich.

Operationsziel. Entfernung der Flüssigkeit zur Verhinderung der Kompression der Lunge und zur Verhütung einer späteren Schwartenbildung im Pleuraraum.

Operationstechnik. Lagerung des Patienten bei schlechtem Allgemeinzustand im Bett mit erhöhtem Oberkörper auf der zu punktierenden Seite.

Der Patient kann auch umgekehrt auf einem Stuhl sitzen, wobei er die Arme über der

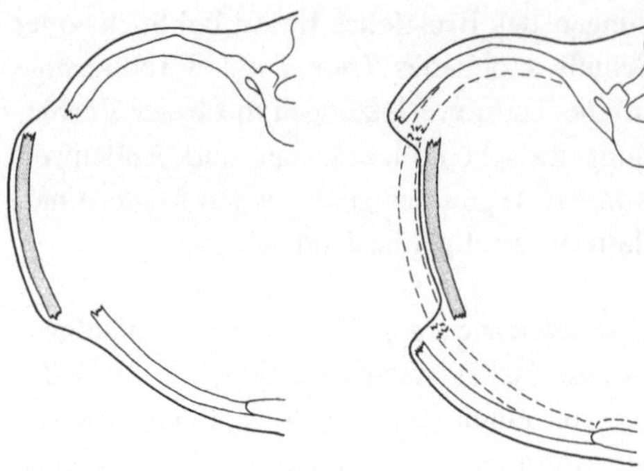

Abb. 39. Die pathol. paradoxe Beweglichkeit der frakturierten Rippen. D. h. bei Expiration (linkes Bild) verschieben sich die frakturierten Rippen nach außen, bei Inspiration entsprechend nach innen

Tabelle 6. Instrumentarium für Pleurapunktionen

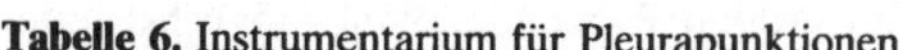

Lokalanästhesie + Schälchen
5 ml-Spritze mit diversen Injektionskanülen
20 ml-Spritze
1 Mehrweg-Spritze nach Rotanda oder Dieulafoi
Röhrchen für Untersuchungsmaterial
1 Auffanggefäß

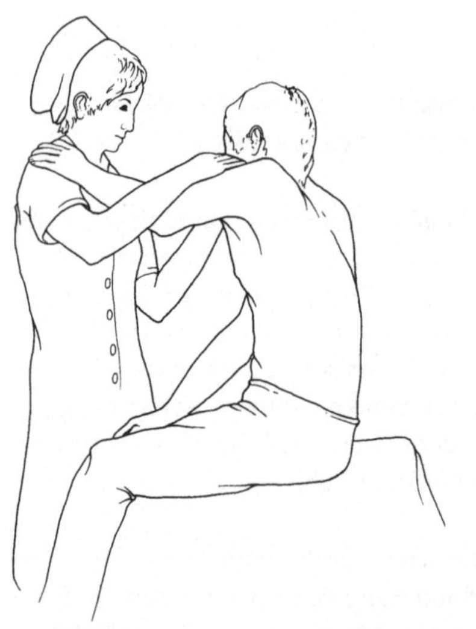

Abb. 40. Die Körperhaltung eines Patienten zur Pleurapunktion mit einer Hilfsperson

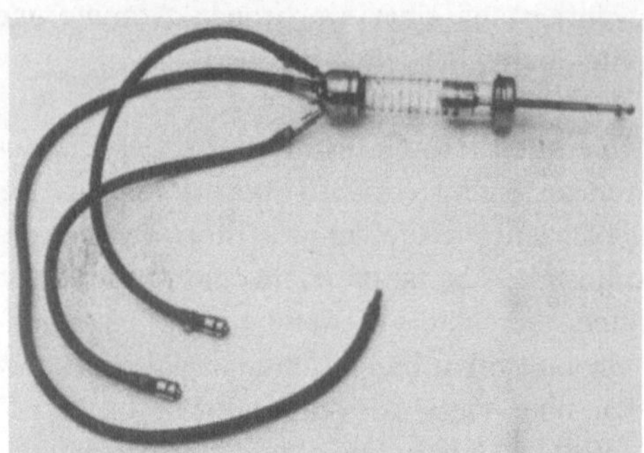

Abb. 41. Rotanda Mehr-Kanal-Spritze, die es erlaubt, durch Drehung der Anschlußstutzen zu saugen, zu spülen und Sekret in ein Gefäß zu befördern ohne die Spritze selbst absetzen zu müssen

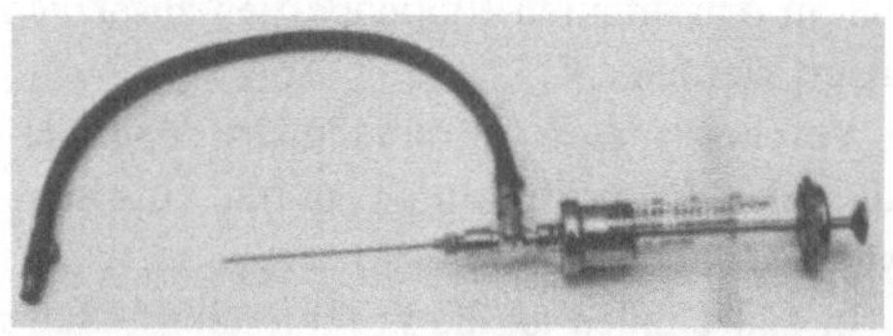

Abb. 42 zeigt eine Punktionsspritze mit seitlichem Auslaßstutzen

Stuhllehne kreuzt oder über den Kopf erhebt (Abb. 40).

Wenn nicht vorher die Punktionsstelle vor dem Röntgenschirm markiert wurde, wird die Probepunktion in der hinteren Axillarlinie oder Skapularlinie im 7. oder 8. Zwischenrippenraum vorgenommen (Tabelle 6). Hautdesinfektion und Lokalanästhesie. Wahl der Punktionsstelle an der oberen Rippenkontur zur Vermeidung einer Verletzung der Interkostalnerven und Gefäße.

Nach einer Probepunktion mit dünnlumiger Kanüle kann auf eine dicklumigere Kanüle umgewechselt werden. Verwendung von Mehr-Kanalspritzen zur Vermeidung des Lufteintrittes in den Pleuraraum beim Wechsel der Punktionsspritze (Abb. 41, 42).

2.9.1 Pleurabiopsie

Zur Differentialdiagnose des Pleuraergusses, bei Pleuraverdickungen oder bei unklaren pleuropulmonalen Erkrankungen ergibt sich die Notwendigkeit der Gewinnung von Biopsiematerial aus der Pleura. Die Nadelbiopsie aus der Pleura ist z. B. möglich mit der Hohlnadel nach Menghini, der Stanznadel nach Abrams, der Kürettennadel z. B. nach Cope, der Spreiznadel nach Vim-Silverman oder Haußer (Abb. 43) oder der rotierenden Hohl-

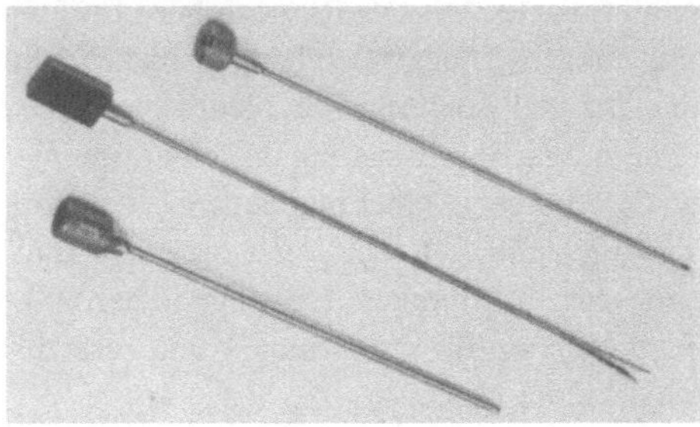

Abb. 43. Spreiznadel nach Haußer zur Pleurabiopsie. Oben den Troicart, in der Mitte die eigentliche Spreiznadel, unten die Troicarthülse

Tabelle 7. Instrumentarium für Thoraxdrainage nach Bülau

2 kleine Pean-Klemmen
1 gebogene Kornzange
1 Skalpell
1 Präparierschere
2 chir. kurze Pinzetten
1 kurzer Nadelhalter (Hegar)
Spritzen und Kanülen für die Lokalanästhesie
1 Schälchen für die Lokalanästhesie
1 Argyle-Katheter Nr. 28 bzw. 20 bei Kindern

Nahtmaterial:
2/0 Prolene

nadel zur Drillbiopsie. Allen Methoden gemeinsam ist die Entnahme eines Gewebezylinders zur histologischen Untersuchung.

2.9.2 Eingriffe beim Pleuraempyem

Das akute Pleuraempyem tritt postpneumonisch oder bei einer Sepsis, bei einem jauchigen Tumorzerfall, z. B. Bronchialkarzinom oder nach einer Thoraxverletzung auf. Tuberkulöse Pleuraempyeme kommen u. a. bei Kavernenperforationen vor.

Operationsziel. Möglichst schnelle und möglichst vollständige Entleerung der eitrigen Flüssigkeit aus dem Pleuraraum zur Vermeidung der Intoxikation und der lokalen Komplikationen, wie Schwartenbildung oder Perforation. Durchführung der Punktion des Pleuraraumes wie oben beschrieben, nur daß besonders darauf geachtet wird, am tiefsten Punkt zu punktieren. Die Verwendung einer dicklumigen Nadel ist wegen der häufigen Fibrin- und Eiterflocken nötig. Oft sind gleichzeitig Spülungen mit Kochsalzlösung und Antibiotica-Instillierungen erforderlich.

2.9.2.1 Saugdrainage

Ist das Empyem nicht innerhalb von wenigen Tagen unter Kontrolle zu bringen, ist eine Saugdrainage nach Bülau zur Dauerabsaugung angezeigt. Die Thoraxdrainage nach Bülau ist eine Drainage, die in den Pleuraraum eingelegt wird (Tabelle 7). Sie dient der Luft- oder Sekretableitung (Eiter, Blut, Ergußflüssigkeit), entweder durch eine Vakuumpumpe (Saugdrainage) unterstützt oder aber mit alleiniger Ableitung des Saugschlauches unter Wasser. Dabei soll die sich ausdehnende Lunge die Luft im freien Pleuraraum über das Schlauchsystem verdrängen. Ein erneutes Nachfließen von Luft wird durch die Ableitung der Drainage unter Wasser vermieden.

Operationstechnik. In der vorderen Axillarlinie in Höhe des 8. Interkostalraumes Einführen der Drainage, wenn dies entsprechend dem Durchleuchtungsbefund der tiefsten Stelle des Ergusses entspricht. Lokalanästhesie, wobei besonders auf die starke Schmerzhaftigkeit des Periostes und der Pleura geachtet werden muß. 2–3 cm lange Hautinzision. Durchtrennung des Unterhautgewebes mit der Schere, stumpfes Präparieren bis zum Oberrand der Rippe, mit der Kornzange Eröffnen der Pleura und Einlegen einer Drainage an der hinteren Thoraxwand bis in die Pleurakuppe (bei Kindern Drainagestärke 16–20 Char., bei Erwachsenen 28 Char.). Naht, Fixation der Drainage. Eine zirkuläre Naht, die beim Entfernen der Drainage geknüpft wird, wird jetzt bereits gelegt.

Anmerkung. Die Verwendung eines Troicarts zur Anlage der Bülau-Drainage erscheint wegen der Verletzungsmöglichkeit der Lunge, seltener des Zwerchfelles, der Leber oder der Milz, dabei nicht empfehlenswert.

Beim chronischen Empyem ist wegen des engen Abstandes der Zwischenrippenräume (Schrumpfungsneigung der Schwarte), das Einführen einer intrathorakalen Drainage oft nicht möglich. Deswegen zusätzlich kurzstreckige Resektion eines Rippensegmentes an der Drainagestelle.

Operationstechnik. Lokalanästhesie unter Miteinbeziehung der Weichteile über und unter der zur Resektion vorgesehenen Rippe. Elektrochirurgische Durchtrennung des Unterhautfettgewebes und der Muskulatur, Spaltung des Periostes auf 3 cm Länge (Abb. 44). Abschieben des Periostes an der Rippenvorderseite mit dem geraden Raspatorium. Mit dem gebogenen Rippenraspatorium nach Doyen Ablösung des Periostes an der Rippenhinterseite. Mit der Rippenschere Entfernung eines 2–3 cm großen Rippenstückes. Mit dem Skalpell Spaltung der Pleura parietalis. Wenn möglich, Austastung des Pleuraraumes mit dem Finger. Dabei manuelle Lösung von Fibrinverklebungen. Mit der Kornzange Einlegen einer weitlumigen Drainage (Char. 28). Fixationsnähte für die Drainage und zusätzliche zirkuläre Naht.

2.9.2.2 Dekortikation

Die Ausfällung des Eiweißes zu Fibrin in dem Pleuraerguß zur zunehmend fester werdenden Schwarte entgeht einer Drainagebehandlung.

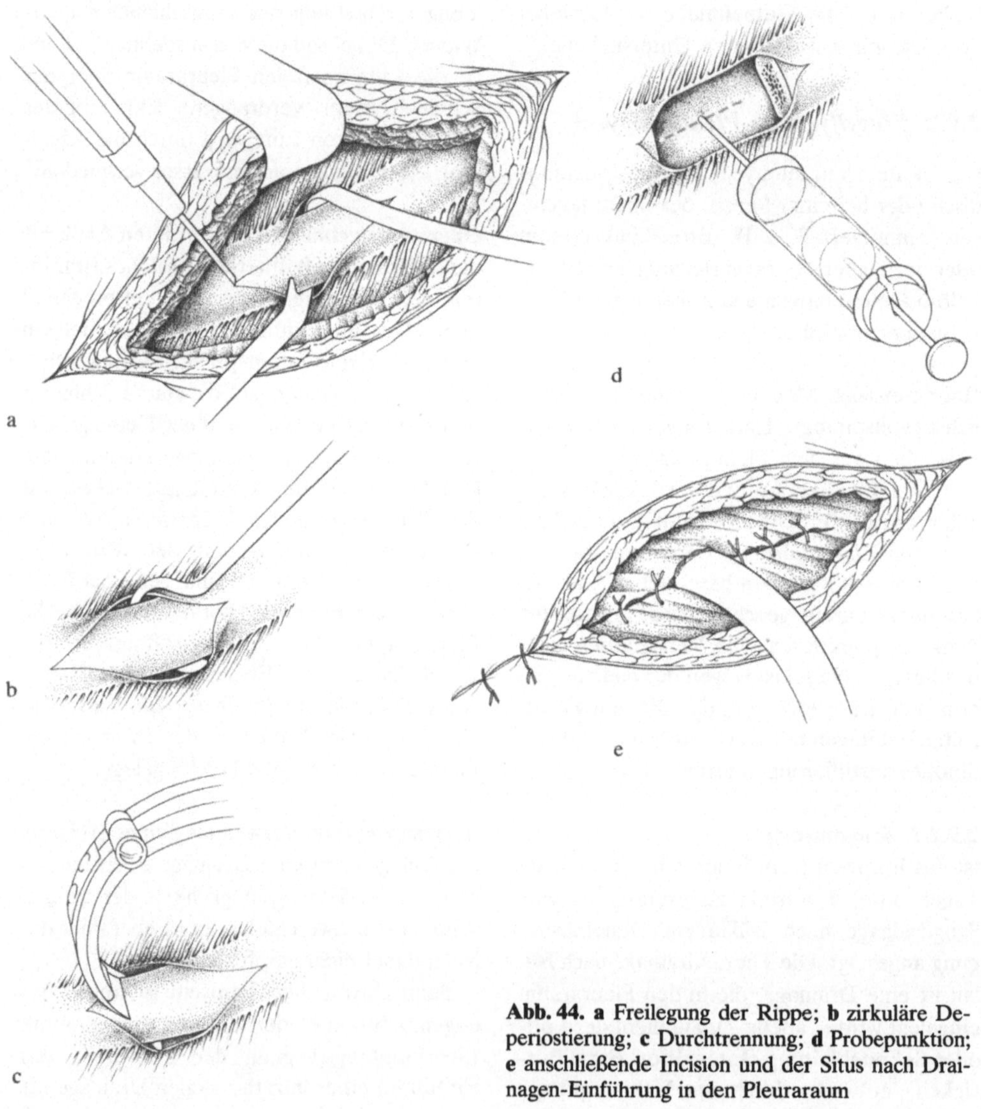

Abb. 44. a Freilegung der Rippe; **b** zirkuläre Deperiostierung; **c** Durchtrennung; **d** Probepunktion; **e** anschließende Incision und der Situs nach Drainagen-Einführung in den Pleuraraum

Eine Schwarte kann sich sowohl aus einem sterilen Erguß, als auch auf dem Boden eines tuberkulösen oder unspezifischen Empyems entwickeln. Die operative Entfernung der Schwarte innerhalb der ersten 3–6 Wochen wird als Frühdekortikation bezeichnet. Sie bietet die optimalen Voraussetzungen zur vollständigen Beseitigung der Schwarte und zur Wiederausdehnung der Lunge. Spätdekortikationen bei nicht infizierten Schwarten dienen der Funktionsverbesserung der Lunge und der Verhinderung von Thoraxdeformitäten. Die operative Entfernung der Schwarte um eine Empyemresthöhle beseitigt zusätzlich den chronischen Eiterherd.

Operationsziel. Entfernung der Schwarte teilweise unter Mitnahme der Pleura parietalis und Ablösung der Schwarte von der Lungenoberfläche, wobei die Pleura visceralis erhalten bleiben soll. Nur nach der Entfernung der schwartigen Fesselung der Lunge durch die Dekortikation ist eine Wiederausdehnung derselben möglich (Abb. 45).

Operationstechnik. Lagerung des Patienten wie zur Standard-Thorakotomie. Großzügige laterale Schnittführung. Eingehen im Bett der 5. Rippe, Abschieben des Periostes mit dem Raspatorium. Aufspreizen des Zwischenrippenraumes mit dem Rippenspreizer nach

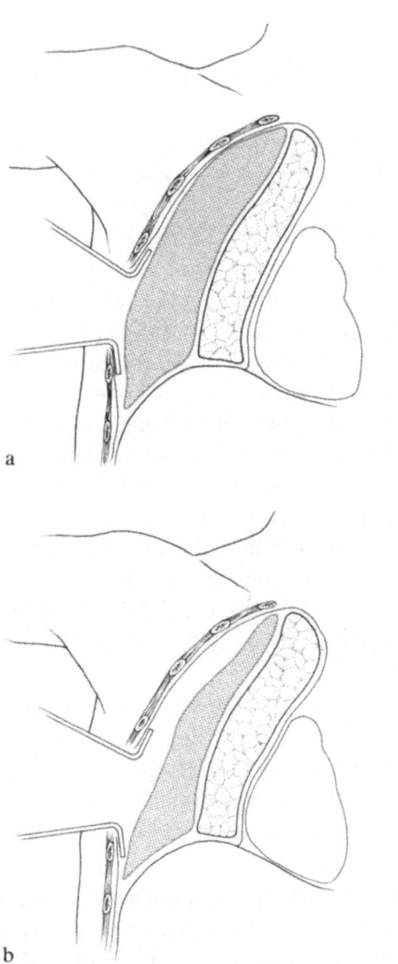

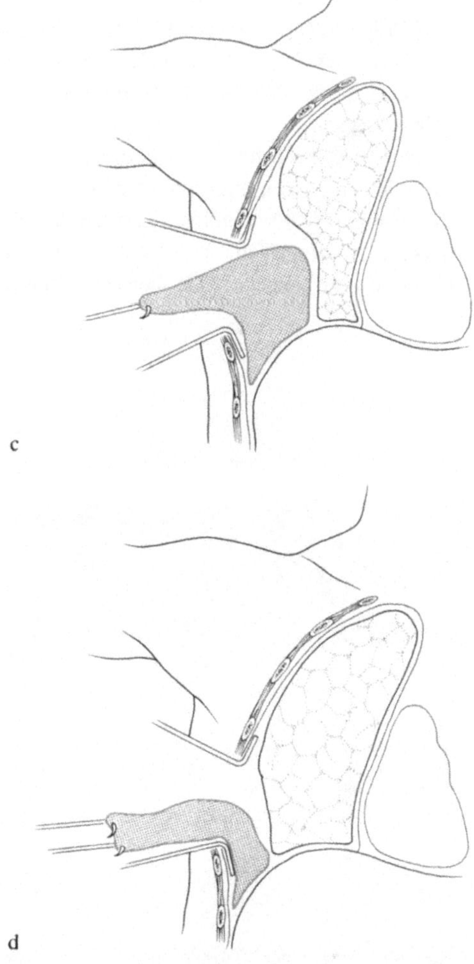

Abb. 45 a–d zeigt die schrittweise Auslösung der Schwarte von der inneren Brustwand, der Lungenoberfläche und dem Zwerchfell. Man beachte die schrittweise Wiederausdehnung der Lunge

Gaubatz. Stumpfe Abpräparation des harten Schwartenbereiches von den Rippen. Beim Ablösen der Pleura parietalis bleibt nur die Fascia endothoracica auf den Rippen erhalten. Schrittweise parietale Schwartenablösung. Dann Aufspreizen des Interkostalraumes mit dem Rippensperrer. Oft ist die Ablösung der Schwarte von der knöchernen Brustwand nur manuell möglich. Große Vorsicht bei der Ablösung der Schwarte in der Pleurakuppe von den dort verlaufenden Gefäßen und Nerven, ebenso rechts von der V. cava superior und unter Schonung des N. phrenicus bzw. des N. vagus (N. recurrens!).

Schwierigkeiten bereitet oft die Schwartenauslösung aus dem Zwerchfellrippenwinkel. Schrittweises Ablösen der Schwarte vom Zwerchfell unter Verwendung von Schere und Präpariertupfer (Abb. 45). Anschließend Ablösung der Schwarte vom Herzbeutel. Dabei muß auf den Verlauf des N. phrenicus geachtet werden.

Jetzt wird die Schwarte, indem sie mit von Mikulicz-Klemmen angespannt wird, von der Lungenoberfläche abgelöst. Luftfisteln sind dabei durch oberflächliche Parenchymdefekte meist nicht zu umgehen. Größere Fisteln werden mit atraumatischen Catgutnähten (Stärke 3×0) umstochen, kleine Fisteln verschließen sich spontan. Sorgfältige Blutstillung, da die großflächigen Wundgebiete oft zahlreiche punktförmige Blutungen aufweisen.

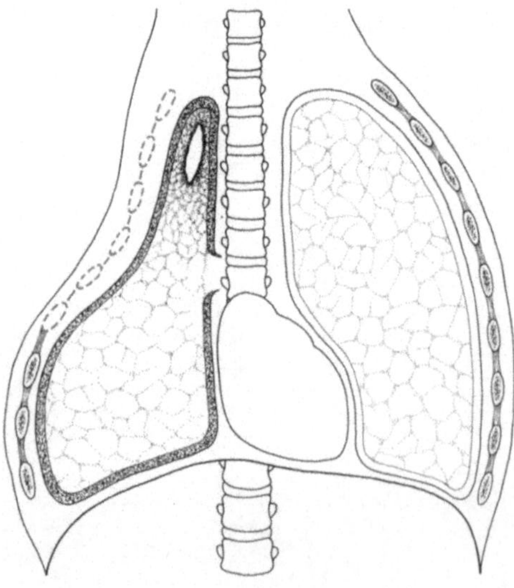

Abb. 46. Prinzip der Thorakoplastik, d. h. Kompression der kavernentragenden Lungenanteile durch Wegnahme der Rippen

Unter passiver Aufblähung der Lunge durch den Anästhesisten muß diese den zur Verfügung stehenden Pleuraraum voll ausfüllen können. Ausgiebige weitlumige Drainagen und Absaugungen über mindestens 4–6 Tage.

Die Infiltration des Lungengewebes an der Perforationsstelle eines Lungenabszesses oder einer tuberkulösen Kaverne kann die zusätzliche Mitnahme eines Lungenparenchymstückes unterschiedlicher Größe notwendig machen (Keilexzision, s. dort).

2.9.3 Thorakoplastische Operationen

Thorakoplastische Eingriffe dienen heute in erster Linie der Verkleinerung des intrapleuralen Raumes bei einem Empyem der Pleurahöhle. Ebenso finden sie dann Anwendung, wenn der Pleuraraum nicht oder nur unvollständig durch Lungengewebe ausgefüllt ist. Das Problem des Hohlraumausgleichs gilt sowohl für den Zustand nach Lungenresektion, wenn das Restgewebe den Pleuraraum nicht voll ausfüllen kann, als auch dann, wenn nach einer Resektion die Überblähung der verbleibenden Restlunge vermieden werden muß, um die Reaktivierung tuberkulöser Restherde zu vermeiden. Früher war die Volumenverkleinerung bestimmter kavernentragender Lungengewebsabschnitte bei der Tuberkulose das Hauptanwendungsgebiet (Abb. 46).

Operationsziel. Verkleinerung des Pleuraraumes durch Wegnahme eines Teiles des knöchernen Thoraxskelettes. Durch den Wegfall der kuppenförmig vorgegebenen knöchernen Form des Thorax an umschriebener Stelle können sich die Weichteilstrukturen der Brustwand nach der Pleurahöhle zu anlegen und so entweder die Lunge ohne vorherige resezierende Maßnahmen selbst zum Kollaps bringen oder aber den vorhandenen Pleuraraum wesentlich verkleinern.

2.9.3.1 Paravertebrale, extrapleurale Thorakoplastik nach Brauer-Sauerbruch

Operationsziel. Die alleinige Entfernung der Rippen unter Belassung aller Thoraxwandweichteile (Tabelle 5).

Operationstechnik. Lagerung des Patienten in Seitenlage mit leicht erhobenem und nach vorn geneigtem Oberkörper. Paravertebrale Schnittführung zwischen den Dornfortsätzen und dem medialen Rand des Schulterblattes, beginnend von der Höhe der Spina scapulae aus nach unten zu verlaufend und in Höhe der unteren Rippen hakenförmig nach lateral abbiegend (Abb. 47). Durchtrennung des M. trapezius und des M. rhomboideus. Die Fasern der geraden Rückenmuskulatur dürfen nicht mit-durchtrennt werden. Durch den Assistenten wird die Skapula nach oben und seitlich abgehalten. Jetzt beginnende subperiostale Auslösung der Rippen 1–9. Sie muß so durchgeführt werden, daß an den unteren Rippen das Ausmaß der resezierten Rippenanteile nur ca. 8 cm beträgt, nach oben zu jedoch stufenweise zunimmt (Abb. 48).

Elektrochirurgische Spaltung des Periostes der Rippen. Abschieben des Periostes mit geraden und gebogenen Raspatorien an der

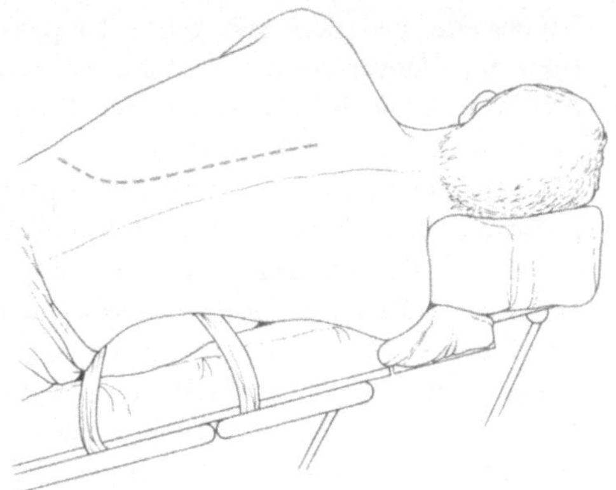

Abb. 47. Lagerung und Schnittführung zur Thorakoplastik

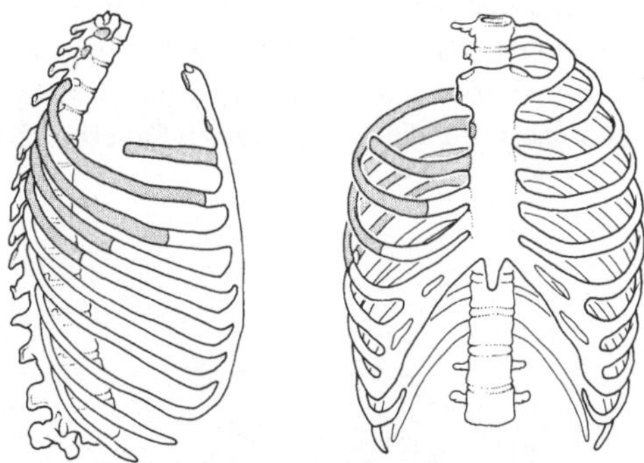

Abb. 48 zeigt die bereits entfernten Rippen 1 + 2 rechts, die grau getönten Rippen werden nur im Bereich der Grautönung entfernt

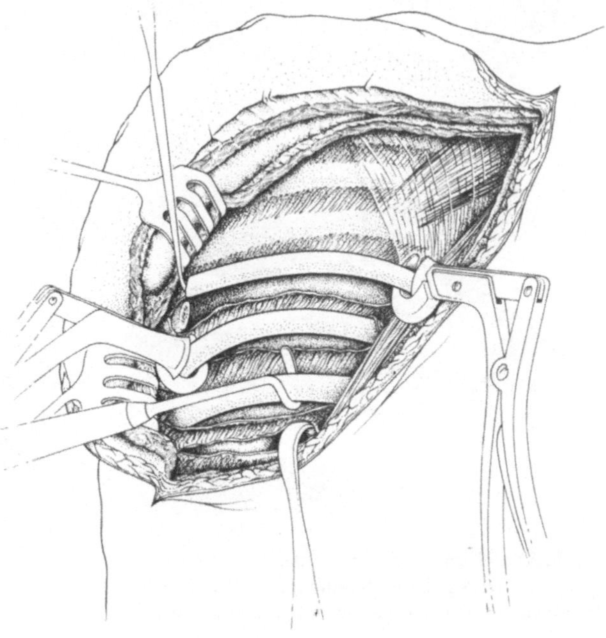

Abb. 49 zeigt schrittweise von unten nach oben an den Rippen die zirkuläre Deperiostierung und Durchtrennung der Rippen

Vorderseite und dem gebogenen Raspatorium nach Doyen an der Hinterseite. Nach der Wirbelsäule zu Auslösung der Rippe, unter Mitnahme des Kostotransversalgelenkes. Seitlich vorn wird die Rippe mit der Rippenschere nach Brunner quer durchtrennt (Abb. 49). Besonderheiten der Resektion bietet die 1. Rippe durch ihren horizontalen Stand, den kleinen Rippenbogen, die an der 1. Rippe einstrahlenden Muskelfasern sowie die direkt hinter der Rippe verlaufenden Anteile des Plexus brachialis und der Gefäße zum Arm. Periostablösung an der 1. Rippe mittels des hakenförmigen Raspatoriums nach Lebsche an der Hinterfläche. Ober- und Unterfläche werden mit einem geraden Raspatorium ausgehülst. Die Entfernung der 1. Rippe vorn und hinten wird mit der Rippenschere für die 1. Rippe nach Sauerbruch-Frey durchgeführt. Sorgfältige Blutstillung an den Wundflächen. Einlegen einer Drainage, schichtweiser Wundverschluß. Der Vermeidung einer postoperativen Thoraxwandinstabilität dient ein Gummizügel-Kompressionsverband, der durch die pelottenartig wirkenden Mullkompressen die Stabilität der operierten Thoraxwand in den ersten postoperativen Tagen verbessern hilft. Er wird unmittelbar nach Beendigung des chirurgischen Eingriffes auf dem OP-Tisch angelegt.

Anmerkung. Bei schlechtem Allgemeinzustand des Patienten kann der große Eingriff auch in mehreren Einzelsitzungen durchgeführt werden. Dabei können zusätzlich in einer vorderen Sitzung von einer Inzision unterhalb des Schlüsselbeines aus Teile der 1.–3. Rippe entfernt werden.

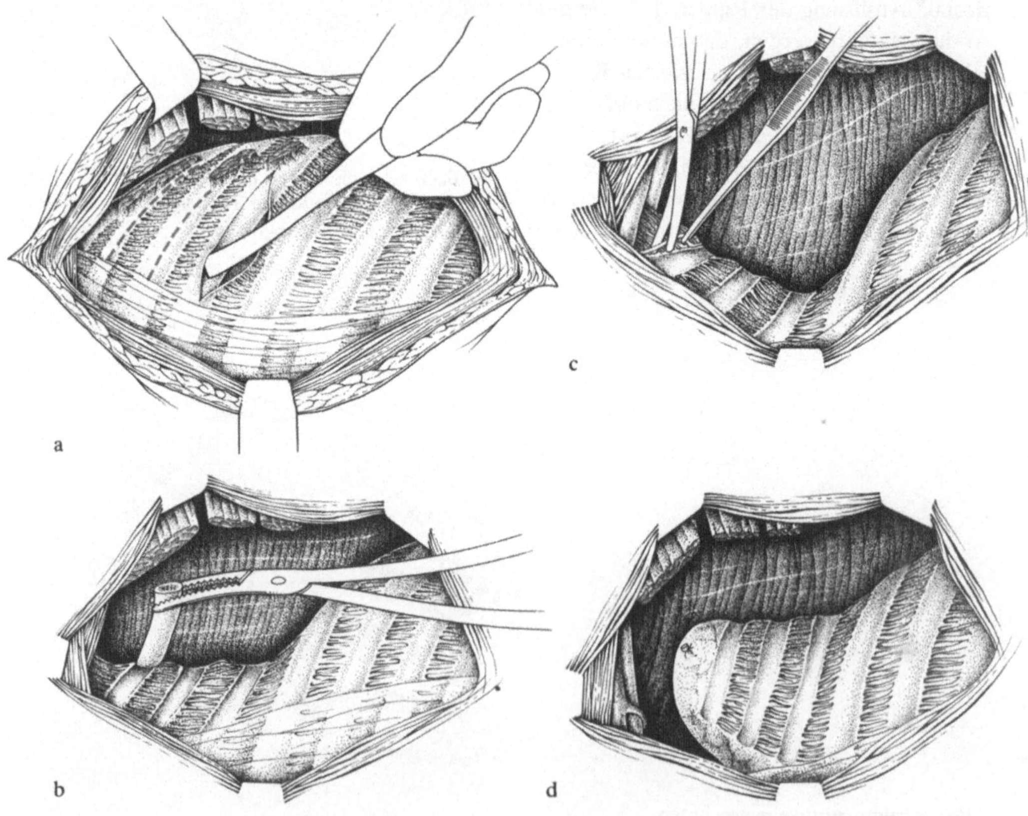

Abb. 50 a–d zeigt die schrittweise Periostspaltung, Deperiostierung, Durchtrennung eines Intercostalnervens und Aushülsung der Pleurakuppe aus den bindegewebigen Aufhängungen und dem Nerven-Gefäßbündel

2.9.3.2 Apikolysenplastik nach Semb

Sie dient als besonders gut geeignete Form der Thorakoplastik für den gezielten Kollaps in der Pleurakuppe oder zum Raumausgleich nach Lungenresektion in diesem Bereich. (Apikolyse bedeutet Herauslösung der Lungenspitze aus den bindegewebigen Aufhängungen am knöchernen Thorax.) Sie ist bei infizierten oder infektionsgefährdeten Verhältnissen nicht indiziert.

Operationsziel. Gezielte Kollapswirkung auf die Pleurakuppe unter Beschränkung der Resektion auf 4–5 Rippen (Abb. 50).

Operationstechnik. Lagerung und Schnittführung wie bei der paravertebralen Thorakoplastik. Resektion der 4. Rippe in etwa zur Hälfte, der 3. Rippe zu $^2/_3$ und vollständige Resektion der 2. Rippe. Zwischen Ligaturen Durchtrennung der Periost-Interkostalmuskelbündel paravertebral. Durchtrennung der Skalenusmuskelansätze an den Rippen 1–3. Von oben beginnend nach unten zu Herauslösung der Pleurakuppel im Bereich der Fascia endothoracica aus ihrer bindegewebigen Aufhängung bis in Höhe der resezierten Rippe Nr. 4. Jetzt erst vollständige Entfernung der 1. Rippe, wie oben geschildert.

2.9.3.3 Osteoplastische Thorakoplastik nach Björk

Operationsziel. Plastischer Eingriff, der zum einen zum Raumausgleich nach Lungenresektionen, zum anderen als kollapschirurgisches Verfahren in seltenen Einzelfällen bei kavernöser Lungentuberkulose heute noch Anwendung findet. Der Eingriff ist besonders bei Patienten mit reduzierter kardiorespiratorischer Reserve geeignet, da er am besten die Instabilität der resezierten Thoraxwand vermeidet. Er darf jedoch nicht in einem infizierten oder infektionsgefährdeten Gebiet durchgeführt werden.

Operationstechnik. Lagerung und Schnittführung wie oben beschrieben. Subperiostale Resektion der ersten 4–5 Rippen. Das Ausmaß der Resektion ist dabei an der 5. Rippe am größten; an der 2. Rippe beträgt es nur 2–3 cm. Vollständige Entfernung der 1. Rippe (Abb. 51). Paravertebrale Durchtrennung des Periost-Interkostalmuskel-Bündels der abgesetzten Rippen. Stumpfe Auslösung der Pleurakuppe von oben zu bis in Höhe der unteren resezierten Rippen nach vorheriger Ablösung der Skalenusansätze. Die resezierten Rippen werden mit ihren abgeschrägten Enden an der 1. im ganzen verbliebenen Rippe mittels Bohrlöchern und Drahtcerclagen verdrahtet. Schichtweiser Wundverschluß über einer Drainage.

2.9.3.4 Jalousieplastik nach Heller

Die extrapleurale Thorakoplastik kann bei sehr dicken und starrwandigen Empyemresthöhlen oft nicht effektiv werden, weil sich die seitliche, schwartig-starre Thoraxwand nicht anlegen kann. Dieser Nachteil der extrapleuralen Thorakoplastik nach Brauer-Sauerbruch kann durch die Methode nach Heller vermieden werden.

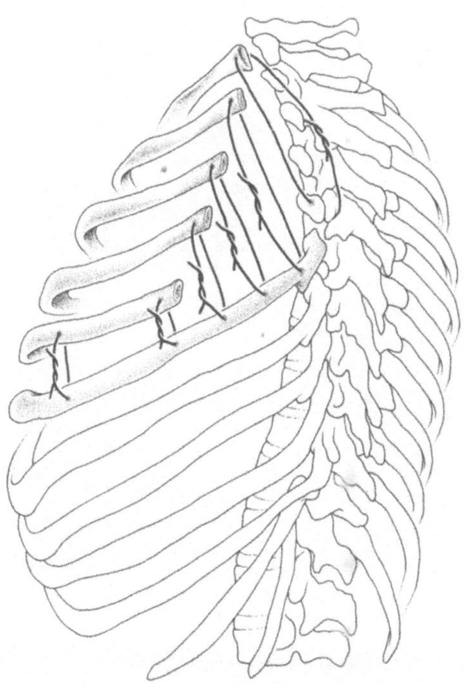

Abb. 51 zeigt die stufenweise resezierten Rippen, deren Stümpfe mit Drahtcerclagen fixiert werden, um dem Thoraxinneren ein festes Widerlager zu bieten

Operationstechnik. Lagerung, Schnittführung, extrapleurale Aushülsung der Rippen, wie bei der Methode nach Brauer geschildert. Zusätzlich werden nach der Rippenresektion durch das Periost im Rippenbett dazu längsverlaufende Einschnitte vorgenommen, die jeweils durch die gesamte Wand der Resthöhle gehen. Diese dadurch entstehenden wandförmigen Gewebebrücken mit Interkostalmuskulatur, Periost, Nerven und Gefäßen legen sich jalousieartig übereinander und ermöglichen die Verkleinerung der Resthöhle (Abb. 52).

2.9.4 Thoraxfensterung

Unter diesem Begriff werden zahlreiche, nur teilweise synonym aufzufassende Methoden, wie die Kavernostomie, die Speleostomie, die offene oder direkte Kavernenbehandlung, die Kavernensaugdrainage etc. aufgefaßt. Dabei handelt es sich um operative Maßnahmen zur Sanierung entzündlicher, unspezifischer oder tuberkulöser Veränderungen im Bereich des Pleuraraumes und des Lungengewebes selbst, wenn resezierende Maßnahmen nicht durchführbar sind (schlechter Allgemeinzustand, reduzierte Lungenfunktion, zahlreiche Risikofaktoren etc.).

Operationsziel. Die Schaffung einer freien und genügend großen Verbindung zwischen äußerer Umgebung und dem Pleurainnenraum oder der Kaverneninnenfläche. Dadurch freier Sekretabfluß und direkte medikamentöse Behandlung möglich.

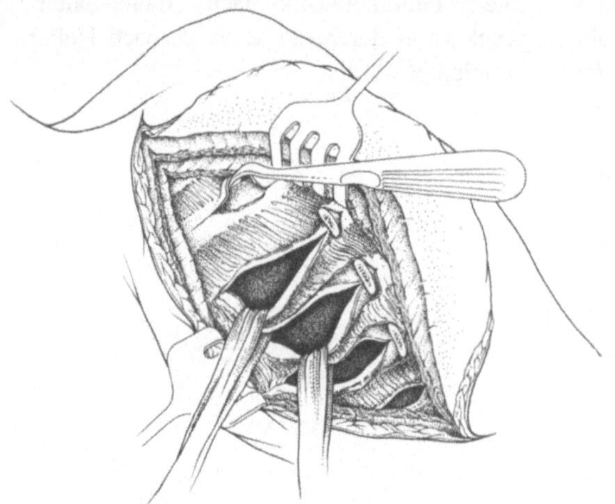

Abb. 52. Die jalousieartig verbleibenden Gewebebrücken in der Thoraxwand, die nach Entfernung der Rippen stehenbleiben

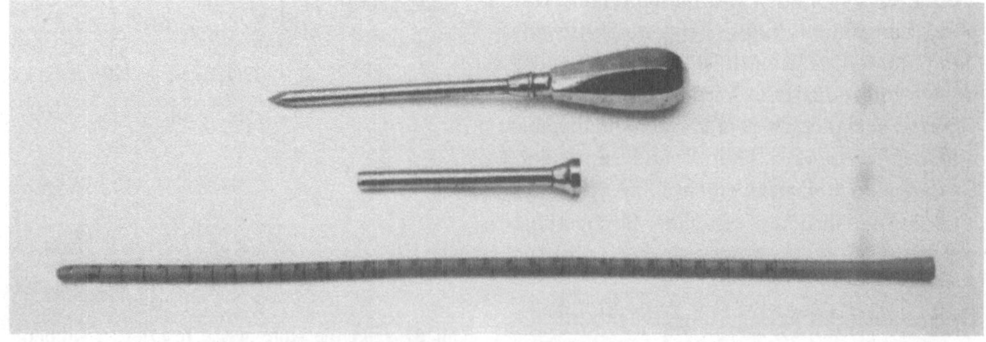

Abb. 53. Das Instrumentarium für eine Monaldi-Drainage. Oben der Troicart, in der Mitte die Troicarthülse, unten der Drainage-Schlauch mit Längenangabe

2.9.4.1 Kavernensaugdrainage nach Monaldi

Operationstechnik. Nach Durchleuchtungskontrolle zur Befundmarkierung direkte Probepunktion in Lokalanästhesie mit dicklumiger Kanüle. Bei exakter Lage der Kanülenspitze in der Kaverne kann großblasig Luft aspiriert werden. Austausch der Punktionskanüle durch einen Troicart (Tabelle 8, Abb. 53). Einführung eines weitlumigen Plastikkatheters über den Troicart in die Kaverne. Fixationsnähte für den Katheter. Spülung und Instillation über den Katheter.

Tabelle 8. Instrumentarium für Thoraxdrainage nach Monaldi

Lokalanästhesie und Schälchen
5 ml-Spritze mit diversen Injekt.-Kanülen
1 Skalpell
1 Satz Troicarts
1 Satz Monaldi-Drainagen
Plastik-Zwischenstücke zur Verbindung der Drainage mit dem Absaugsystem
Röhrchen für Untersuchungsmaterial
1 Auffanggefäß

Merke. Voraussetzung für das gefahrlose Durchführen der Kavernensaugdrainage ist der verlötete Pleuraspalt.

Die Monaldi-Drainage, die ursprünglich für die direkte Drainage der tuberkulösen Kaverne angegeben wurde, kann in gleicher Weise auch beim unspezifischen Lungenabszeß zur Eiterableitung angewendet werden.

Anmerkung. Die Ausweitung der Methode der offenen Kavernenbehandlung war früher dadurch üblich, daß nach einiger Zeit der Drainagekanal zur Kaverne mit Laminariastiften erweitert und später durch konstante Tamponaden offen gehalten wurde.

2.9.4.2 Fensterung nach Kleesattel

Operationstechnik. Entsprechend der präoperativen röntgenologischen Lagekontrolle des Befundes Seiten- oder Schräglage des Patienten. Längsinzision über dem markierten Herd. Elektrochirurgische Spaltung der Muskulatur. Subperiostale Resektion von drei Rippen in einer Länge von 5–7 cm (Abb. 54). Entfernung der interkostalen Muskulatur und Weichteile. Die Hautränder werden zur Vermeidung einer Sekretverhaltung und Infiltration der Umgebung mit den seitlichen interkostalen Muskelpartien vernäht. Elektrochirurgische, ausreichend weite Eröffnung der wandständigen Pleuraschwarte oder des Lungengewebes über der Kaverne oder dem Abszeß. Absaugung und Spülung des eitrigen Inhaltes. Nekrotisches Gewebe wird mit dem scharfen Löffel entfernt. Lokale Instillation von Tuberkulostatika oder getesteten und lokal wirksamen Antibiotika; darüber nur lockere Tamponaden. Kein Hautverschluß (Abb. 55).

Anmerkung. Unter einer konstanten lokalen Chemotherapie und Tamponade Reinigung des Wundgrundes. Granulationsgewebsbildung, Schrumpfung der Höhle und Sekundärheilung.

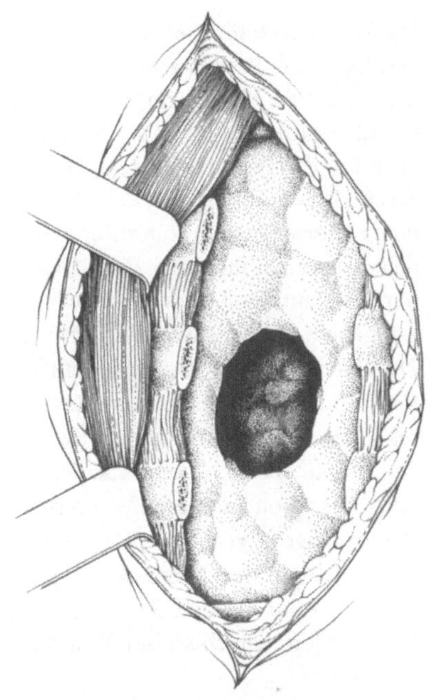

Abb. 54. Eröffnung der Abszeß- bzw. Kavernenwandung nach vorheriger Rippenresektion

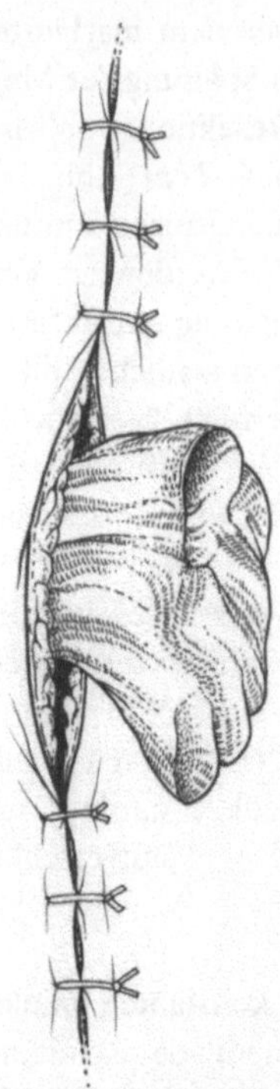

Abb. 55. Tamponade, die durch die bestehende Öffnung gewechselt werden kann

Operationstechnik bei gleichzeitiger Bronchusfistel zur Brustwand. Voraussetzung für die operative Versorgung der Bronchusfistel ist ein sauberer, gut granulierender Wundgrund in der Fistelumgebung. Nach der oben geschilderten Rippenresektion zur Schaffung eines Thoraxfensters röhrenförmige, vollständige Umschneidung des Fistelkanales, bis in der Tiefe gut durchblutete Bronchuswand und Lungengewebe nachweisbar sind. Nach der Durchtrennung des Bronchus im Gesunden, Verschluß des Bronchusstumpfes mit feinem resorbierbarem Nahtmaterial (Vicryl, Dexon der Stärke 2×0). Zur zusätzlichen Abdekkung des Bronchusstumpfes muß ein ausreichend langer, gestielter, gut durchbluteter Muskellappen der Thoraxwand aus der Umgebung locker auf den Bronchustumor adaptiert werden. Schichtweiser Wundverschluß.

2.10 Reversible Kollapsverfahren bei Lungentuberkulose

2.10.1 Künstlicher Pneumothorax

Vor der Einführung der jetzt zur Verfügung stehenden hochwirksamen Tuberkulostatika bestand der künstliche Pneumothorax als einzige Möglichkeit der Therapie der kavernösen Lungentuberkulose. Unter der Vorstellung, daß die Lunge sich durch ihre zahlreichen elastischen Fasern kontrahieren kann, wenn der Unterdruck im Pleuraraum aufgehoben wird, kommt es gleichzeitig zu einer Verkleinerung der tuberkulösen Restkavernen. Dabei wird mittels einer Punktionsnadel der normale negative Mitteldruck im Pleuraraum ersetzt durch positive Druckwerte, indem Luft über die Nadel in den Pleuraraum eingeblasen wird. Dadurch Unterbrechung des Kontaktes der Lungenoberfläche mit der Pleura parietalis. In Abhängigkeit vom Überdruck im Pleuraraum dosierbare Verkleinerung der Lunge. Oft verhindern jedoch entzündliche Verwachsungsstränge zwischen der Pleura parietalis und der Lungenoberfläche den vollständigen Lungenkollaps. Die endoskopische, elektrochirurgische Durchtrennung (Thorakokaustik) dieser Stränge ermöglichte die ausreichend weite elastische Retraktion der Lunge.

2.10.2 Pneumoperitoneum

Die Kompression von Kavernen im Lungenunterlappen war oft durch den alleinigen Pneumothorax nicht vollständig zu erreichen. Die Einbringung von Luft in den Bauchraum mittels einer Punktionsnadel führt zu einem Zwerchfellhochstand (Pneumoperitoneum) und damit zu einer Kompression des Unterlappens. Ein Zwerchfellhochstand war auch dadurch zu erreichen, daß der N. phrenicus zeitweise oder vollständig ausgeschaltet wurde, entweder durch lokale Vereisung, Quetschung oder Durchtrennung desselben.

2.10.3 Pneumolyse

Eine weitere reversible Möglichkeit des teilweisen, gezielten Lungenkollapses bot die Pneumolyse. Es handelt sich dabei um eine

Methode zur Erzeugung eines extrapleuralen Pneumothorax. Bei Oberlappenkavernen wird von einem paravertebralen Zugangsweg aus interkostal eingegangen und die Schicht zwischen der Fascia endothoracica und der schwartig-verdickten Pleura parietalis stumpf abgelöst. Dabei ist auch eine gute Ablösung der Lunge in Höhe der Pleurakuppe möglich. Die entstandene, extrapleurale Höhle wurde mit Luft aufgefüllt, ebenso fand die Instillation von Öl Verwendung. Häufig jedoch, selbst nach vielen Jahren, Komplikationen durch die Perforation der öligen Flüssigkeit in die Umgebung.

Anmerkung. Nach Auflassung der Lufteinfüllung ist beim intra- und extrapleuralen Pneumothorax die volle Wiederausdehnung der Lunge möglich. Dadurch erklärt sich die Bezeichnung dieses Verfahrens als reversible Kollapstherapie.

3 Operative Eingriffe am Mediastinum

Das Mediastinum (der Mittelfellraum) als Sitz zahlreicher Erkrankungen und Verletzungen bietet viele unterschiedliche Organe bzw. Gewebsstrukturen dar. Vor der Einführung der Intubationsnarkose stellte ein operativer Eingriff am Mediastinum ohne Eröffnung des Pleuraraumes die einzige Möglichkeit des operativen Vorgehens am Thorax dar. Transmediastinale Operationszugänge sind heute in erster Linie für Eingriffe am Herzen, bei großen doppelseitigen Mediastinaltumoren und nicht zuletzt in Form der Mediastinoskopie in größerem Ausmaß üblich.

3.1 Operative Zugänge zum Mediastinum

Es handelt sich dabei einerseits um operative Zugänge, die in erster Linie bei diagnostischen Maßnahmen, wie z. B. der Mediastinoskopie, Anwendung finden. Andererseits stellen sie auch isolierte therapeutische Maßnahmen selbst dar. Der Übergang zwischen alleinigem operativem Zugang und der therapeutischen Maßnahme ist oft fließend.

3.1.1 Mediastinoskopie nach Carlens

Operationsziel. Die Mediastinoskopie stellt im wesentlichen eine diagnostische Untersuchungsmethode zur Gewinnung von Gewebeproben, speziell Lymphknoten oder Tumorgewebe aus dem oberen vorderen Mediastinum dar (Tabelle 9). Neben der instrumentellen Präparation ist die Austastung des vorderen oberen Mediastinums mit dem Finger zwingend notwendig. Ihre diagnostische Aussage ist streng zu beschränken auf die paratrachealen Bereiche, die Bifurkation und die zentrale Stammbronchusregion. Die Ausdehnung des Eingriffes auf weitere Strukturen hat sich nicht allgemein durchgesetzt.

Tabelle 9. Instrumentarium zur Mediastinoskopie

4 Mosquito-Klemmen
2 feine kurze chir. Pinzetten
1 Skalpell
1 feine Präparierschere (Mayo)
2 Präpariertupfer
1 Mediastinoskop (Storz)
1 Biopsiezange (Storz)
1 Mediastinoskopiesaugung mit Diathermie (Storz)
1 kurzer feiner Nadelhalter (Hegar)
1 Clipzange für Mediastinoskopie (Ligaclip Ethicon)

zusätzlich:

2–3 Langenbecksche Haken
1 Spritze und 2 lange feine Punktionskanülen (Storz)
1 Dissektionszange (Storz)

Naht:

2 Nähte mit 5/0 Vicryl
evtl. Ligaturen mit 3/0 Vicryl

Operationstechnik. In Intubationsnarkose und Muskelrelaxierung Lagerung des Patienten in Rückenlage mit erhöhtem Oberkörper und leicht nach hinten überstrecktem Hals. In der Fossa jugularis 3 cm lange quere Hautinzision. Stumpfes Präparieren bis auf die Vorderseite der Trachea. Dabei auf die oft in der Mittellinie verlaufende V. thyreoidea ima achten, ebenso auch Abschieben des unteren Schilddrüsenpoles oder des Isthmus der Schilddrüse notwendig. Jetzt mit dem Finger oder mittels eines Präpariertupfers stumpfe Ausbildung eines Kanales an der Vorderseite der Trachea bis in Höhe der Bifurkation (Abb. 56a, b). Dabei gleichzeitige Austastung des vorderen oberen Mediastinums. Der tastende Finger liegt zwischen Tracheavorderwand und dem Truncus brachiocephalicus. Einführen des Mediastinoskopes. Stumpfes Freipräparieren der Lymphknoten mit dem

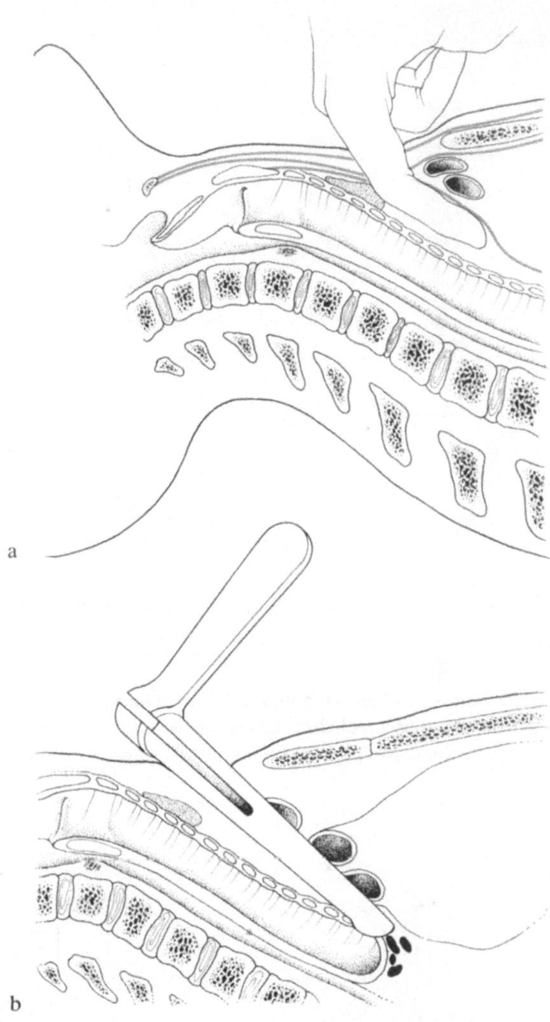

Abb. 56. a die digitale Präparation im Mediastinum vor der Trachea und hinter den Gefäßen. **b** das eingeführte Mediastinoskop-Rohr und Lage der Lymphknoten an der Bifurkation

Spreizinstrument oder dem speziellen Sauger des Mediastinoskopieinstrumentariums (Abb. 57). Blutstillung mittels Elektrokoagulation oder Clip. Biopsieentnahme mit der Biopsiezange. Schichtweiser Wundverschluß. Hautnähte.

Anmerkung. Verletzungsmöglichkeiten unter anderem der V. azygos rechts, knapp oberhalb des Tracheobronchialwinkels und des N. recurrens links, der um den Aortenbogen herum läuft. Verletzung des Herzens unterhalb der Bifurkation ist möglich.

3.1.2 Kollare Mediastinotomie

Die lockeren Verschiebeschichten des Mediastinums als Verbindung der beiden seitlich gelegenen Pleuraräume enthalten auch die sehr dünnwandigen großen venösen Gefäße, die zum Herzen zu laufen. Die Ansammlung von Luft bei einer Ruptur des Bronchialbaumes oder die Verhaltung von blutig-eitrigem Sekret bei einer Verletzung des Ösophagus kann in ausgeprägten Fällen zu einer Kompression der großen venösen Gefäße führen.

Operationsziel. Druckentlastung des oberen Mediastinums mit Abflußmöglichkeit des Se-

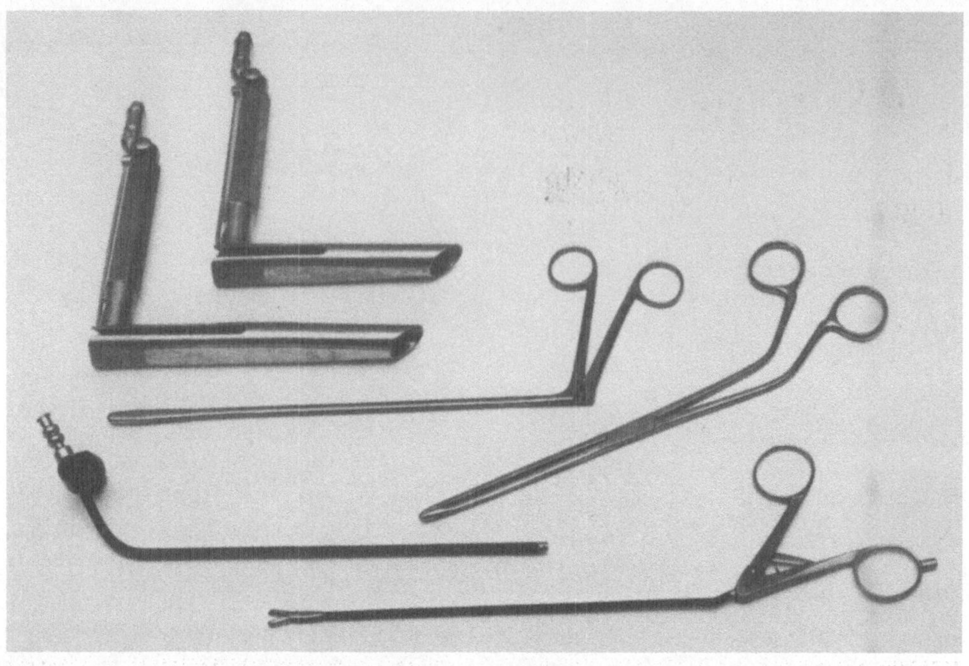

Abb. 57 zeigt von oben nach unten 2 Mediastinoskop-Rohre unterschiedlicher Länge, eine Clip-Zange für Silberclips zur Blutstillung und Markierung, ein Spreizinstrument zur Präparation, einen Sauger mit Koagulationsmöglichkeit und eine Biopsie-Zange

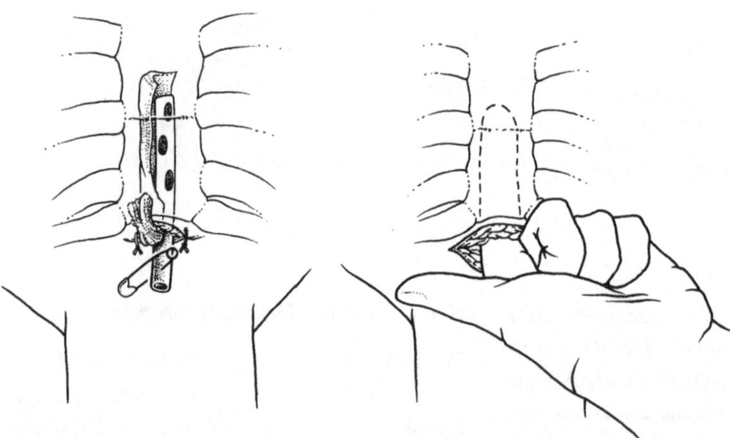

Abb. 58. *Links* die Austastung des oberen Mediastinums und *rechts* die Anlage der Drainage und Tamponade

kretes bzw. der Luft zur Verhinderung der venösen oberen Einflußstauung.

Operationstechnik. Rückenlagerung des Patienten. Leicht erhöhter Oberkörper, leicht überstreckter Hals. Entweder direkt in der Fossa jugularis oder beidseits 1 Querfinger oberhalb des Schlüsselbeines parallel dazu Inzision der Haut und der vorderen Halsfaszie (Abb. 58 a, b). Stumpfe vorsichtige instrumentelle oder digitale Präparation in Richtung oberes Mediastinum. Aus dem Mediastinum entweichende Luft oder Gewebsflüssigkeit zeigt die Richtung der Hauptlokalisation des Prozesses an. Ausgiebige Drainage mit weichen Gummidrains oder Laschen. Lockere, nur adaptierende Hautnähte.

3.1.3 Mediane Sternotomie

Operationsziel. Operative Freilegung des oberen vorderen Mediastinums in der Mittellinie für Operation am Herzen und den großen Gefäßen.

Operationstechnik. Die in der Mittellinie längs durchgeführte Sternotomie stellt heute die häufigste Form der Durchtrennung des Brustbeines als Standard-Zugang für viele Herzoperationen dar. Sie kann vollständig oder nur teilweise durchgeführt werden. Die Durchtrennung der oberen Hälfte des Brustbeines, einschließlich des Manubrium sterni ermöglicht oft erst die Darstellung einer großen retrosternalen Struma. Dabei sind auch türflügelartige Hautschnitte (Abb. 59a, b) und partielle Sternotomien bds. als Zugang zu den großen Gefäßen möglich. Sie finden auch als kombiniert zervical-mediastinaler Zugang Verwendung. Vereinzelt wird auch die untere partielle Sternotomie zur Verbesserung des Zugangs bei der totalen Gastrektomie durchgeführt. Hautschnitt in der Medianlinie von der Fossa jugularis bis über den Processus xiphoideus. Abtragung des Processus xiphoideus (häufige postoperative Knorpelnekrosen!). Danach 2–3 cm langer querer Zusatzschnitt an der Fossa jugularis (Abb. 60). Von den Halsweichteilen und von der unteren Begrenzung des Sternums aus stumpfe Tunnellierung hinter dem Brustbein zur Einführung einer Rinnensonde. Über dieser als Schutz der Mediastinalorgane liegenden Sonde exakt mediane Durchtrennung des Brustbeines mit der oszillierenden Säge; in Notfällen auch Verwendung des Lebsche-Meißels möglich. Danach und noch einmal nach der Beendigung des intrathorakalen Eingriffes sorgfältige Blutstillung, auch unter Zuhilfenahme von sterilem Knochenwachs an den Sternumschnittflächen. Einsetzen des Brustbeinsperrers. Beendigung des Eingriffes am Brustbein durch eine bewegungsstabile Osteosynthese der beiden Sternumhälften unter Verwendung von zirkulären Stahlbändern, z. B. nach Parham oder mittels Drahtcerclagen, die teilweise um die jeweilige Sternumhälfte quer (Abb. 61) oder auch durch spezielle Bohrlöcher gelegt und verdrahtet werden.

Abschluß des Eingriffes durch großlumige mediastinale Drainagen. Oft ist auch die Drainage des Pleuraraumes erforderlich.

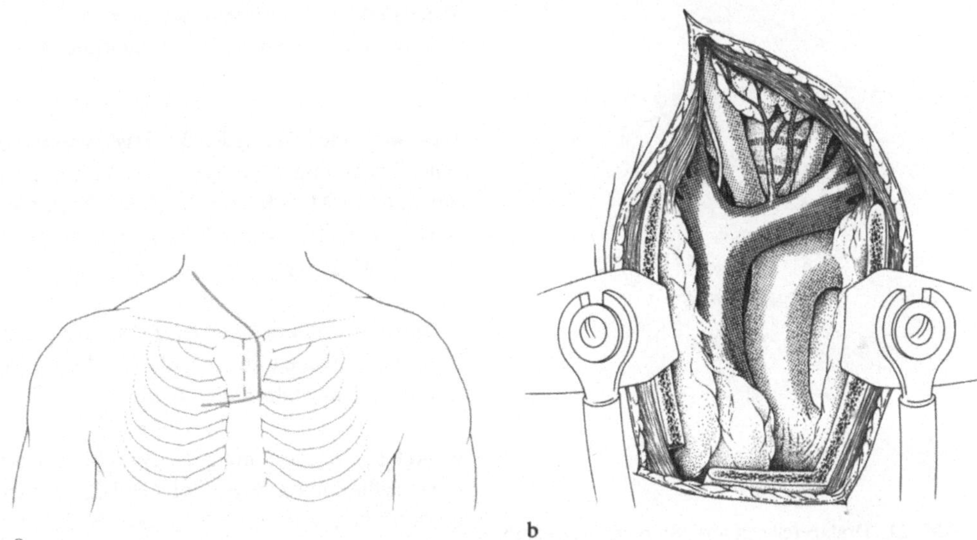

Abb. 59. a die Schnittführung zum oberen Mediastinum und **b** der Situs der freigelegten Gefäße

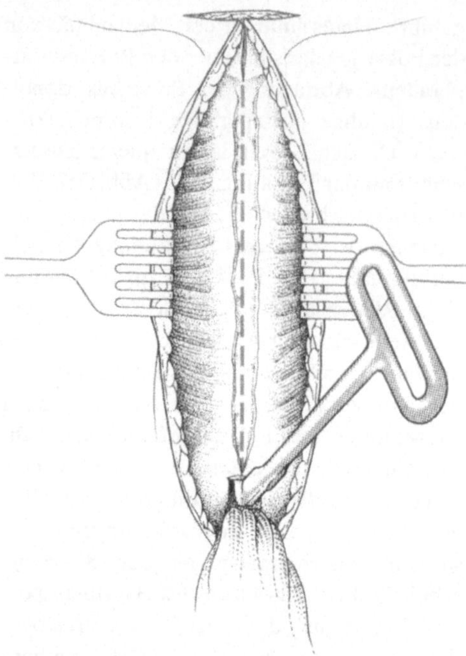

Abb. 60. Mediane Sternumspaltung mit dem Lebsche-Meißel

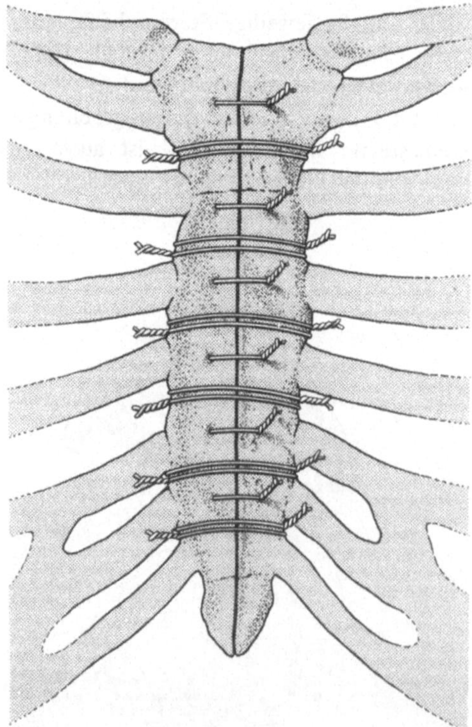

Abb. 61. Drahtcerclagen zum Sternum-Verschluß. In der Praxis sind jedoch nicht so viele Cerclagen nötig wie hier dargestellt

3.1.4 Parasternale Mediastinotomie

Operationsziel. In Einzelfällen ist bei Abszessen im vorderen oberen Mediastinum zur Entlastung oder zur Gewinnung von Biopsie-Material bei Tumoren die parasternale Mediastinotomie angezeigt.

Operationstechnik. Lagerung in Rückenlage. Ca. 6 cm lange Längsinzision 2 QF seitlich der medialen Linie des Brustbeines. Darstellung des sternalen Knorpelansatzes in Höhe der vorderen Rippen. Resektion der Knorpel von 1–2 Rippen in der Ausdehnung von je 3 cm. Entnahme von Biopsie-Material oder Abszeß-Entlastung.

Merke: Verletzung der A. und V. thoracica interna und der vorderen Umschlagsfalte der Pleura mediastinalis in diesem Bereich möglich.

3.1.5 Transversale Sternotomie

Operationsziel. Operative Freilegung des oberen vorderen Mediastinums für Eingriffe am Herzen, den großen Gefäßen und doppelseitigen Tumoren des vorderen Mediastinums. Kosmetisch bessere Schnittführung als bei der Längssternotomie. Zusätzlich kommt es aber immer zu einer Eröffnung der beiden Pleurahöhlen. Außerdem kann es zu Pseudarthrosen der beiden Sternumhälften kommen.

Operationstechnik. In Rückenlage symmetrische, leicht bogenförmige Schnittführung in der unteren Mammafalte beidseits. Stumpfes Abschieben des Drüsenkörpers der Mamma und der Muskelansätze des M. pectoralis major (Abb. 62).

Entweder interkostal oder im Bett der 5. Rippe eingehen in den Thorax beidseits. Stumpfes Unterfahren des Brustbeines. Über einer Rinnensonde quere oder hälftig stumpfwinkelige Durchtrennung des Brustbeines mit der oszillierenden Säge, der Gigli-Säge oder in Notfällen mit einer Listonschen-Schere. Beidseits doppelte Durchstechungsligatur der A. und V. thoracia interna. Aufspreizen des

Thorax mit je einem Rippensperrer auf jeder Seite. Abschluß des Eingriffes mit Drainagen beider Pleuraräume und des Mediastinums. Fixation der Sternumhälften mit zwei über Bohrlöchern gelegte Drahtcerclagen.

3.1.6 Hintere, paravertebrale Mediastinotomie

Operationsziel. Die hintere, paravertebrale Mediastinotomie stellt heute einen seltenen Eingriff dar. Sie wurde früher zur Abszeß-Drainage und zur Ausräumung der Knochenherde bei der tuberkulösen Spondylitis unter Vermeidung des Pleuraraumes angegeben.

Dabei wird an der röntgenologisch markierten Stelle 3 QF neben den Dornfortsätzen eine Längsinzision durchgeführt. Die gerade Rückenmuskulatur wird nach median angehoben; die Rippe wird in ihrem hinteren Anteil zusammen mit dem Wirbelkörperfortsatz auf 6 cm entfernt. Nochmalige Probepunktion zur Lage der Abszeßregion und entlang der Punktionskanüle Präparation bis in die Abszeßloge. Abszeßausräumung und Auffüllung der evtl. Knochendefekte durch Spongiosa-Späne möglich.

3.2 Eingriffe bei Zysten und Tumoren des Mediastinums

Ausgehend von den ortsständigen Gewebsstrukturen des Mediastinums sind zahlreiche Zysten, Tumoren oder tumorähnliche Neubildungen bekannt, die im allgemeinen entsprechend ihrer geweblichen Herkunft bzw. Zusammensetzung eine typische Lokalisation haben. Wegen der potentiellen Malignität einer mediastinalen Verschattung ist immer die Indikation zur Resektion derartiger Zysten oder Tumoren gegeben. Die Art des operativen Zuganges richtet sich dabei nach der Hauptlokalisation des Befundes. Als mögliche operative Zugänge sind postero- oder antero-laterale seitliche Thorakotomien zu nennen. Der ausgedehnte beidseits gewachsene Thymustumor erfordert unter Umständen eine Sternotomie. Tumoren des Nervensystems, die von den Interkostalnerven ausgehen und

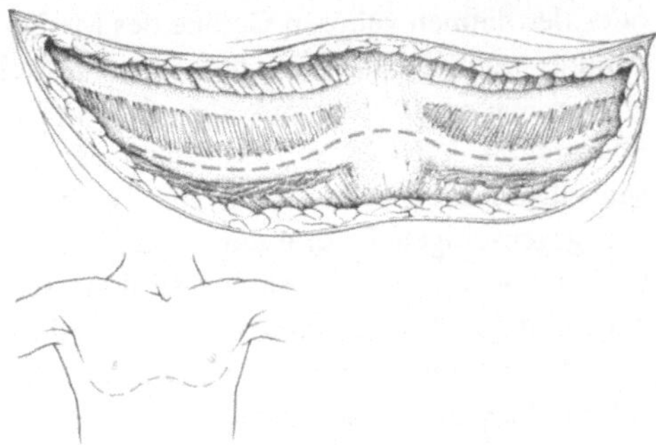

Abb. 62. *Oben* der Hautschnitt zur transversalen Sternotomie, *unten* die Incision am Periost sowie die quere Durchtrennung des Brustbeins

die die röntgenologische Symptomatik eines Mediastinaltumors imitieren können, wachsen teilweise sanduhrartig in den Pleuraraum und den Spinalkanal vor, woraus sich die Indikation zur Thorakotomie und zur Laminektomie ergibt. Oft weist erst die beginnende spinale Symptomatik mit Lähmungserscheinungen auf den Tumor hin. Notfallmäßig muß dabei zuerst das Rückenmark entlastet werden, die Thorakotomie erfolgt dann in zweiter Sitzung. Entgegen vielen angegebenen Klassifikations-Schematas, sollte man diese Tumoren eigentlich nicht zu den Mediastinaltumoren rechnen, sie imitieren nur manchmal die klinische bzw. die röntgenologische Symptomatik dieser Tumoren.

In der Regel ist es einfach möglich, bei Zysten oder gutartigen Tumoren, die gegen die Umgebung gut abgrenzbar sind, die bedekkende Pleura mediastinalis zu spalten. Der Tumor läßt sich dann schrittweise stumpf auslösen. Vorsicht ist lediglich geboten bei der Versorgung des jeweiligen Gefäßstieles. Blutungen aus retrahierten Gefäßen sind oft schwer zu stillen. Insbesondere ist auf den von den Halsweichteilen kommenden Gefäßstiel bei intrathorakalen Strumen zu achten. Maligne Tumoren, die vom Mediastinum ausgehen, sind selten radikal zu entfernen. Oft ist zur Vermeidung sekundärer Kompressionserscheinungen der Nachbarorgane nur die subtotale Entfernung oder die stückweise Verkleinerung dieser Tumoren möglich. Die Verletzung des N. recurrens, des N. phrenicus oder der dünnen venösen Gefäße des Mediastinums muß dabei vermieden werden. Bei großen Tumoren, die auf die Gegenseite übergreifen, kann es zur Eröffnung der gegenseitigen Pleura kommen. Die Drainage des gegenseitigen Pleuraraumes zur Sekretentfernung und zur Wiederausdehnung der gegenseitigen Lunge kann sowohl transmediastinal als auch durch eine zusätzliche getrennte laterale Inzision gelegt werden.

3.3 Eingriffe am thorakalen Teil des Sympathikus

Als einzige heute noch bedeutsame operative Maßnahme am thorakalen Sympathikus hat sich die Durchtrennung des Grenzstranges für die Entfernung des 2. und 3. thorakalen Sympathikusganglions bei Durchblutungsstörungen der oberen Extremitäten im Rahmen der Raynaudschen Erkrankung erhalten.

Die Exstirpation der beiden thorakalen Ganglien 2 und 3 ist auf thorakoskopischem Wege möglich. Die Ganglien sind dabei an der hinteren oberen paramediastinalen Pleurafläche direkt auf den Köpfchen der Rippen neben den Wirbelkörpern deutlich sichtbar. Ein paravertebraler, extrapleuraler Zugangsweg zur thorakalen Sympathektomie ist ebenfalls beschrieben. Wesentlich mehr verbreitet ist die axilläre Thorakotomie zur Durchführung der thorakalen Sympathektomie.

Operationstechnik. Seitenlagerung des Patienten mit erhobenem Arm. 6–10 cm langer Hautschnitt, schräg in der Achselhöhle von hinten oben nach vorne unten oder auch senkrecht in der Körperlängsachse. Dabei Schonung des längs verlaufenden N. thoracalis longus und des N. thoracodorsalis erforderlich. Eröffnung des Thorax im Bett der 3. Rippe. Abspreizen der Rippen mit einem Rippensperrer mit schmalen und dafür langen Branchen. Exstirpation der Ganglien 2 und 3 nach vorheriger Ablösung evtl. Verwachsungsstränge unter Spaltung der Pleura. Bei kleinen Inzisionen ist nicht unbedingt eine Perikostalnaht erforderlich. Drainage des Pleuraraumes für 2–3 Tage.

3.4 Eingriffe am thorakalen Abschnitt des Ductus thoracicus

Verletzungen des Ductus thoracicus sind aufgrund seiner geschützten Lage direkt vor der Wirbelsäule sehr selten. Intraoperativ werden sie nur dann festgestellt, wenn sich nach einer vorausgegangenen fettreichen Mahlzeit milchigweißlicher Chylus aus der Verletzungsstelle entleert. Gelegentlich lassen sich auch Lymphgefäße mit Farbstoffen wie Evans-Blau anfärben. Intraoperative Verletzungen des Ductus thoracicus werden selten als solche registriert. Meist weist erst der postoperative Chylo-Thorax darauf hin. Raritäten sind ebenfalls Chylus-Zysten, die rupturieren und zum Chylo-Thorax führen können, desgleichen sind in Einzelfällen Tumoren des Ductus thoracicus mit Chylus-Bildung bekannt. Bei Kindern gibt es einen spontan entstehenden Chylo-Thorax.

Fast immer bringt die konsequente Punktions- oder Drainagebehandlung mit parenteraler Substitution von Flüssigkeit, Eiweiß und Fett die spontane Verklebung der Rupturstelle. Extrem selten ist die Ductusligatur erforderlich.

Die operative Unterbrechung des Ductus thoracicus erfolgt von einer rechtsseitigen lateralen Thorakotomie aus. Der Ductus läuft subpleural aus dem Bauchraum kommend hinter dem Ösophagus zwischen Aorta und V. azygos nach oben, überkreuzt knapp unterhalb der Bifurkation in der Höhe des 5. BWK die Wirbelsäule nach links, wo er im linken Venenwinkel an der Einmündung der V. jugularis interna in die V. subclavia mündet. Die Ligatur und Durchtrennung des Ductus thoracicus rechts paravertebral unterbricht den Lymphfluß, hinterläßt jedoch keine schwerwiegenden Folgen.

3.5 Eingriffe an der intrathorakalen Trachea und der Bifurkation

Resektionen an der intrathorakalen Trachea und der Bifurkation sind angezeigt bei umschriebenen, benignen, selten bei malignen Tumoren oder bei Narbenstenosen. Narbenstenosen treten heute fast ausschließlich nach Langzeitintubationen und Tracheotomien auf; die Stenosen im Gefolge einer Tuberkulose sind extrem selten geworden. Kontinuitätsresektionen von 4 cm bei der normalen Länge der Trachea von 11 cm sind unproblematisch. Resektionen bis maximal 7 cm sind nur mit zusätzlichen Mobilisierungsmaßnahmen praktikabel.

Operationsziel. Segmentäre Resektion der Trachea oder der Bifurkation und Wiederherstellung der Kontinuität der Luftwege. Voraussetzung dafür ist die Mobilisierung der distalen Tracheaanteile bzw. der Lunge.

Anmerkung. Apparative Voraussetzung von seiten der Anästhesie für Eingriffe an der Trachea: ein zweiter zusätzlicher steriler Intubationstubus mit sterilen Narkoseschläuchen, evtl. ein zweites Narkosegerät. Unter Umständen ist auch ein y-förmiger Konnektor für getrennte Beatmungstubi des linken und rechten Hauptbronchus erforderlich.

Operationstechnik. Lagerung mit leicht erhöhtem Oberkörper und angehobener rechter Körperseite zur antero-lateralen Thorakotomie im 4. Interkostalraum rechts. Die Abdekkung muß so erfolgen, daß die Vorderseite der Halsregion für einen simultanen Zugang zur Trachea am Hals ohne zusätzliche Umlagerung möglich ist. Spaltung der Pleura über der Trachea. Darstellung der Stenose unter Schonung der segmentär in die Trachea einstrahlenden Gefäße. Zur Mobilisierung der Lunge Ablösung des Lig. pulmonale. Auslösung der Lungenwurzel aus der bindegewebigen Fixation in der Umgebung, zirkuläre Auslösung der Lungenwurzel aus dem Herzbeutel. Extrem selten ist die Neueinpflanzung des linken Stammbronchus in den Stammbronchus zum Längengewinn nötig, da sonst der Aortenbogen die Mobilisierung nach oben verhindert. Anschlingen der Trachea mit Gummizügeln. Quere Inzision der Trachea zur Absetzung distal der Stenose bzw. des Tumors. Einführen eines zweiten steril, transthorakal liegenden Beatmungstubus in die distale Trachea oder in einen der beiden

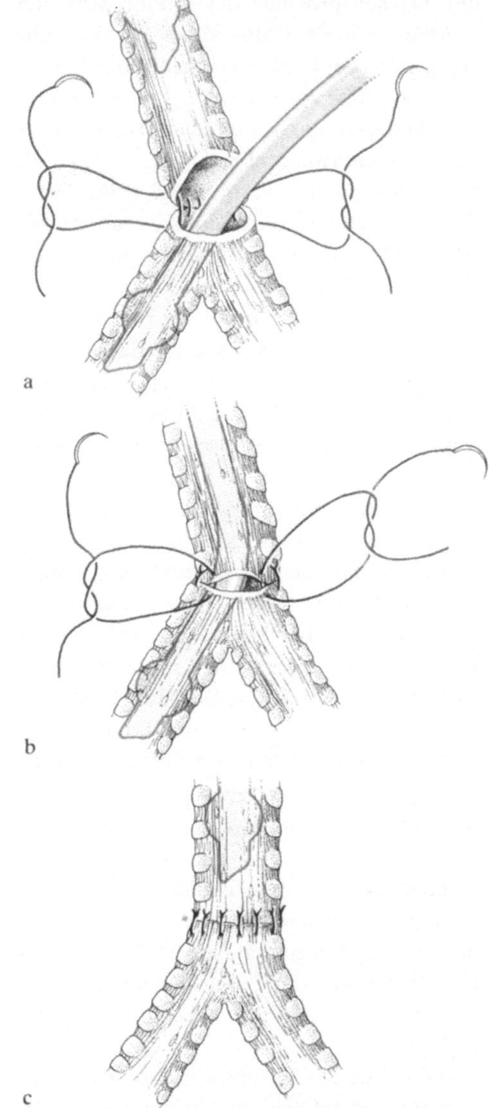

Abb. 63. a Nach Resektion der Stenose ist der endotracheale Tubus mundwärts zurückgezogen, die Beatmung erfolgt über einen zweiten transthorakal gelegten Tubus. Die Hinterwandnähte sind gelegt. **b** Erneutes Vorschieben des Tubus und Fertigstellung der Vorderwand-Naht. **c** Der Situs nach Beendigung der Anastomose und Zurückziehen des Tubus in die Trachea

Stammbronchen. Oft ist rechts wegen der Kürze des Stammbronchus keine getrennte Intubation möglich. Beatmung über den transthorakalen Tubus, zurückziehen des intratrachealen Tubus (Abb. 63 a–c). Resektion der Trachea proximal des Tumors bzw. der Stenose. Mittels Haltenähten provisorische Adaptation der beiden Trachealstümpfe; eine spannungsfreie Adaptation ist unbedingt notwendig. Legen und Knüpfen der Nähte an der Trachealhinterwand. Dann erst werden die Nähte der Trachealvorderwand gelegt. Entfernung des transthorakalen Beatmungstubus. Weiterführen des intratrachealen Beatmungstubus über die Anastomose hinaus, Blockung des Tubus. Knüpfen der Nähte an der Vorderwand. Lockere Abdeckung der Anastomose mit Pleura der Umgebung. Redonsaugdrainage in der Nähe der Anastomose für 8 Tage. Verwendetes Nahtmaterial Mersilene, Ethibond der Stärke 0–1. Sinngemäß wird bei der Resektion der Bifurkation der linke und rechte Stammbronchusstumpf in den proximalen Trachealstumpf anastomosiert. Langstreckige Stenosen oder hochsitzende Stenosen können ein kombiniert thorakal-zervikales Vorgehen erforderlich machen. Dabei wird auf transthorakalem Weg nur die Mobilisation der distalen Trachea und Lunge durchgeführt. Die Resektion der Stenose und die End-zu-End-Anastomose wird von einem getrennten zervikalen Zugang aus ermöglicht.

Anmerkung. Postoperative Lagerung des Patienten mit Vorwärtsneigung des Kopfes über mehrere Tage; die zusätzliche Anbringung eines Drahtgestelles mit Nackenpelotte verhindert die unkontrollierte Überstreckung des Halses.

Die Zwischenschaltung von Prothesenstükken aus körperfremdem Material bei ausgedehnten langstreckigen Trachealresektionen hat sich wegen des häufigen Infektes und der Abstoßung dieser Materialien beim Menschen noch nicht ausreichend bewährt.

3.6 Eingriffe bei umschriebenen Narbenstenosen

Umschriebene tuberkulöse Narbenstenosen, häufig an der Pars membranacea, sind sehr selten. Die Stenosen nach Langzeitbeatmung sind wesentlich häufiger zirkuläre Stenosen. Bei diesen umschriebenen Stenosen ist die Längsspaltung möglich, die Defektdeckung wird mittels eines elliptisch geformten Lappens aus lyophilisierter Dura, aus Fascia lata oder unter Zuhilfenahme eines Coriumlappens, der durch eine Drahteinlage verstärkt wurde möglich. Fixation des Transplantates mit Einzelknopfnähten. Oft sind lokale Stenosen aufgrund von Knorpelnekrosen kombiniert mit einer Malazie der Trachea, d. h. es kommt inspiratorisch zu einem funktionellen Kollaps der Wand. Die Erhaltung der Trachealichtung ist möglich durch transkutane, die Wand der Trachea seitlich anhebende Fixationsnähte oder durch die Fixation der Trachealwand an außen aufsitzenden Plastikspangen oder Ringen.

Anmerkung. Die isolierte Erschlaffung der bindegewebigen Pars membranacea der Trachea führt zu einer Verformung der nahezu runden Knorpelringe zu einem flachen, querovalen Lumen, wodurch die Restlichtung der Trachea bei der forcierten Ausatmung vollkommen aufgehoben werden kann. Quere Raffnähte in der schlaffen Pars membranacea werden über einer der normalen Breite der Pars membranacea entsprechenden flachen Knochen- oder Knorpelspange geknotet. 6–8 Nähte dieser Art führen zu einer narbigen Verfestigung der Trachea.

4 Eingriffe am Zwerchfell

4.1 Eingriffe bei angeborenen Defekten

Angeborene Zwerchfelldefekte führen in Abhängigkeit von ihrer Größe oft bereits in den ersten Lebenstagen, bedingt durch die Verlagerung der Baucheingeweide in den Thorax, zu einer akuten Symptomatik. Es handelt sich je nach Lage der Defekte um ein völliges Fehlen einer Zwerchfellhälfte, einen Defekt im Centrum tendineum (Abb. 64), in der Pars sternalis rechts oder links (Foramen Morgagni bzw. Larreysche Spalte) oder in der Pars lumbo-costalis (Bochdalekskes Dreieck).

Operationsziel. 1. Rückverlagerung der im Thorax befindlichen Baucheingeweide. 2. Verschluß des Zwerchfelldefektes.

Operationstechnik. In Intubationsnarkose, Rückenlagerung bei leichter Streckung des Rumpfes. Inzision entweder als mediane Oberbauchlaparotomie oder als Rippenbogenrandschnitt. Schrittweise Rückverlagerung der Baucheingeweide aus dem Thorax. Darstellung der Ränder des Zwerchfelldefektes; ein eigentlicher Bruchsack ist ganz extrem selten. Inspektion und Austastung des Thoraxraumes und Anlage einer Thoraxsaugdrainage vom Abdomen aus. Passive Blähung der Lungen zur Behebung der Atelektase. Zweireihiger Nahtverschluß der Defektränder mit U-Nähten mit nicht-resorbierbarem Material. Die dreieckförmigen Zwerchfelldefekte werden durch eine y-förmige Nahtreihe versorgt, indem zuerst der lange, senkrechte Schenkel der Naht gelegt wird; die verbleibenden schrägen zum Rippenbogen verlaufenden Anteile werden durch pericostale Nähte fixiert. Bei sehr großen Defekten ist kein primärer Nahtverschluß möglich. Beim Kind verbietet sich wegen der Möglichkeit der malignen Entartung die Implantation von Fremdmaterial. Der plastische Defektverschluß ist dadurch möglich, daß von einer medianen Laparatomie aus dem M. transversus abdominis evtl. zusammen mit dem M. obliquus und internus abdominis seitlich abgelöst und nach oben in den Zwerchfelldefekt umgeschlagen werden. In gleicher Weise ist auch von einem thorakalen Zugang aus der M. latissimus dorsi als gestieltes Transplantat durch einen Interkostalraum hindurch auf den Zwerchfelldefekt zu fixieren.

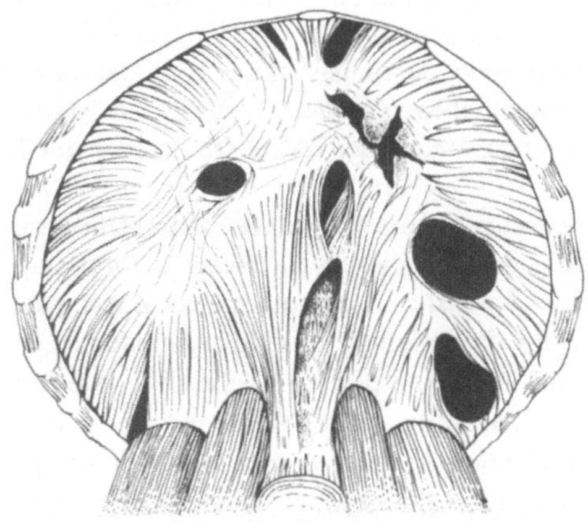

Abb. 64 zeigt *oben links* ein Foramen Morgagni, *rechts oben* ein Foramen Larrey, in der *Mitte* ein zerfetztes, traumatisch entstandenes Loch. *Rechts* eine pleuroperitoneale Lücke, *rechts unten* eine lumbocostale Lücke, *links unten* ein Foramen Bochdalek. In der *Mitte* Foramen venae cavae, Hiatus oesophagi und Hiatus aortae

Abschluß des Eingriffes jeweils durch eine abdominelle und intrapleurale Drainage. Die beschriebenen plastischen Eingriffe am Zwerchfell können grundsätzlich in jedem Lebensalter ausgeführt werden. Die Indikation zum Defektverschluß ist gegeben im Moment der Diagnosestellung. Beim älteren Kind und beim Erwachsenen empfiehlt sich ein transthorakaler Zugang, da häufig entzündliche Verklebungen zwischen den Thoraxorganen und den Baucheingeweiden bestehen, die auf diese Weise übersichtlicher gelöst werden können. Beim Neugeborenen kann durch die Verbringung der Baucheingeweide in das Abdomen der Verschluß der häufig hypoplastischen Bauchdecken zu respiratorischen Schwierigkeiten oder zu einer Hohlvenenkompression führen. Zusätzliche korrektive Maßnahmen an der Bauchdecke können erforderlich werden (s. dort).

4.2 Eingriffe bei Relaxatio diaphragmatica

Bei der Relaxatio diaphragmatica findet man eine hauchdünne, bindegewebige Membrane – anstelle des muskulären Zwerchfelles – mit nur vereinzelt eingelagerten Muskelfasern. Sie kommt sowohl im Kindes- wie im Erwachsenenalter vor. Extremfälle neigen zu kardiorespiratorischen Störungen. Dadurch erklärt sich die Indikation zur operativen Korrektur.

Operationsziel. Raffung des erschlafften und zu hoch stehenden Zwerchfelles, um eine Vergrößerung des Pleuraraumes zu erreichen.

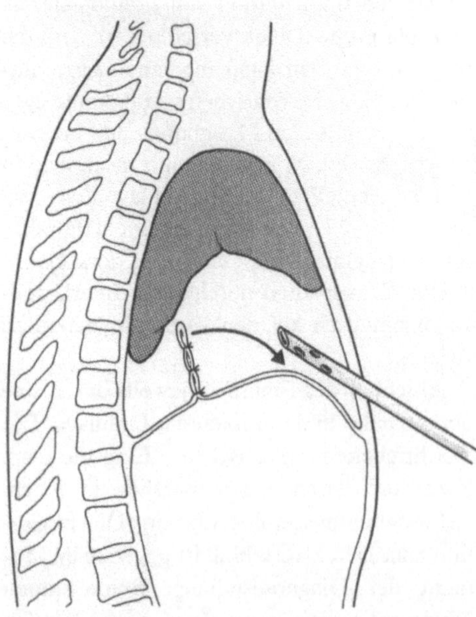

Abb. 65. Raffung des relaxierten Zwerchfells durch Nähte, wodurch der intrathorakale Raum vergrößert wird

Operationstechnik. In Seitenlage tiefe laterale Thorakotomie im Bett der 8. Rippe. Mit zwei Klemmen Anheben des erschlafften Zwerchfellsackes. Die beiden hochgezogenen Zwerchfellblätter werden an ihrer Basis mit einer Reihe von U-Nähten aneinander fixiert. Umschlagen der Zwerchfelldoppelung (Abb. 65) und zusätzliche Nahtreihe der oberen Kante der gerafften Zwerchfellpartie auf das seitliche Zwerchfell. Ist dadurch nicht genügend Stabilität zu erreichen, kann – wie oben geschildert – der M. latissimus dorsi zwischen die beiden Zwerchfellblätter als zusätzliche Lefze eingenäht werden.

Anmerkung. Die Relaxatio diaphragmatica kann grundsätzlich auch von einem transabdominellen Zugang aus im Sinne der Raffung oder Doppelung des Zwerchfelles versorgt werden.

4.3 Eingriffe bei Zwerchfellverletzungen

Verletzungen des Zwerchfelles können infolge einer perforierenden Verletzung oder häufiger im Rahmen eines stumpfen Traumas des Thorax oder des Abdomens auftreten. Meist ist die Symptomatik der Zwerchfellruptur überlagert durch das akute Bild der intraabdominellen Organverletzung, der Polytraumatisierung der Extremitäten oder durch ein Schädel-Hirntrauma. Die Indikation zur operativen Korrektur einer Zwerchfellruptur ist gegeben bei ihrem Nachweis. In ihrer akuten Phase ist die Laparotomie der Zugang der Wahl, da hierbei gleichzeitig intraabdominelle Begleitverletzungen mitbehandelt werden können. In der akuten Phase mit einer überwiegenden thorakalen Symptomatik ist der transthorakale Zugang angezeigt, die ältere Verletzung des Zwerchfelles indiziert den transthorakalen Zugang, weil auf diesem Weg die häufigen entzündlichen Verklebungen zwischen den prolabierten Baucheingeweiden und den Thoraxorganen am besten zu lösen sind.

Operationstechnik beim transthorakalen Zwerchfellverschluß. In Seitenlage tiefe laterale Thorakotomie im Bett der 8. Rippe. Darstellung der Rupturränder, evtl. Ablösung entzündlicher Verklebungen mit der Umgebung. Zweireihiger Defektverschluß mit Matratzennähten mit nicht-resorbierbarem Nahtmaterial der Stärke 1×0 oder 1. Bei Einbeziehung des Hiatus oesophagi in die Ruptur muß vor der Naht des Ösophagus zur Wahrung der ausreichenden Weite des Ösophagus eine dicke Magensonde eingeführt werden. Bei einem Abriß des Zwerchfelles am Rippenbogen muß dieser Zwerchfellanteil mittels perikostaler Nähte am Rippenbogen fixiert werden.

Einlegen einer abdominellen Drainage bevor die letzten Nähte am Zwerchfell geknüpft werden. Abschluß des Eingriffes mit transthorakaler Drainage und schichtweisem Wundverschluß. Bei veralteten Rupturen ist durch die Schrumpfung der Wundränder der primäre Verschluß oft nicht möglich. Bei älteren Menschen ist dabei neben der Verwendung eines gestielten Muskeltransplantates auch die Implantation einer Kunststoffprothese aus Teflon oder Marlex angezeigt.

4.4 Eingriffe bei Zwerchfelltumoren

Zwerchfelltumoren sind extrem selten. Ihre Symptomatik ist völlig unspezifisch; meist werden sie als Zufallsbefunde entdeckt. Es handelt sich um gutartige Tumoren, wie Fibrome, Lipome, Myome oder wie bei den malignen Tumoren um Sarkome. Das Ausmaß der chirurgischen Entfernung richtet sich nach den allgemeinen Prinzipien der radikalen Tumorchirurgie. Die Methodik des Defektersatzes gilt in gleicher Weise wie für angeborene oder traumatische Zwerchfelldefekte.

Literatur

Allgöwer M (1976) Allgemeine und spezielle Chirurgie, 3. Aufl. Springer, Berlin Heidelberg New York

Bauer KH (1968) Lehrbuch der Chirurgie, 18., 19. Aufl. Springer, Berlin Heidelberg New York

Baumgartl F, Kremer K, Schreiber HW (1975) Spezielle Chirurgie für die Praxis, Bd I, Teil 2. Thieme, Stuttgart

Bier A, Braun H, Kümmell H (1971) Chirurgische Operationslehre, 8. Aufl., Bd 3/I. Barth, Leipzig

Blades W (1974) Surgical diseases of the chest, 3rd ed. Mosby, St. Louis

Brand G, Kunz H, Nissen R (1967) Intra- und postoperative Zwischenfälle. Band 1, Allgemeiner Teil: Thorax, Hals. Thieme, Stuttgart

Breitner B (1975) Chirurgische Operationslehre, Bd 2. Urban & Schwarzenberg, München Berlin Wien

Brunner A (1967) Die Eingriffe an der Brust und in der Brusthöhle. In: Zenker R, Heberer G, Hegemann G (Hrsg) Allgemeine und spezielle Operationslehre, 2. Aufl., Bd VI/I. Springer, Berlin Heidelberg New York

Bühlmann AA, Rossier PH (1970) Klinische Pathophysiologie der Atmung. Springer, Berlin Heidelberg New York

Davis, Christopher (1972) In: Sabiston DC (ed) Textbook of surgery. Saunders, Philadelphia London Toronto

Dujmusic S (1972) Operative Thorakoskopie. Verlag Med. Wissenschaften Maudrich, Wien Düsseldorf

Eck H, Haupt R, Rothe G (1969) Die gut- und bösartigen Lungengeschwülste. In: Uehlinger E (Hrsg) Handbuch der speziellen pathologischen Anatomie und Histologie, Bd III/4. Springer, Berlin Heidelberg New York

Ferlinz R (1974) Lungen- und Bronchialerkrankungen. Thieme, Stuttgart

Grewe HE, Kremer K (1977) Chirurgische Operationen, 2. Aufl, Bd I. Thieme, Stuttgart

Gibbon JH, Sabiston DC, Spencer FC (1969) Surgery of the chest, 2nd ed. Saunders, Philadelphia London Toronto

Glinz W (1978) Thoraxverletzungen. Diagnose, Beurteilung und Behandlung. Springer, Berlin Heidelberg New York

Hahn I (1976) Operationen und Instrumente, 2. Aufl. Urban & Schwarzenberg, München

Hayek H von (1970) Die menschliche Lunge, 2. Aufl. Springer, Berlin Heidelberg New York

Heberer G, Hegemann G (1974) Indikation zur Operation. Springer, Berlin Heidelberg New York

Hein J, Kremer W, Schmidt W (1938) Kollapstherapie der Lungentuberkulose. Thieme, Leipzig

Hein J, Kleinschmidt H, Uehlinger E (1975) Handbuch der Tuberkulose, Bd 3: Diagnostische Methoden und chirurg. Therapie bei der endothorakalen Tuberkulose. Thieme, Stuttgart

Hellner H, Nissen R, Vossschulte K (1970) Lehrbuch der Chirurgie, 6. Aufl. Thieme, Stuttgart

Huzly A, Böhm F (1955) Bronchus und Tuberkulose. Bronchoskopie und -graphie. Untersuchung der Bronchien bei der Tuberkulose. Thieme, Stuttgart

Ikeda SMD (1974) Atlas of flexible bronchofiberscopy. Thieme, Stuttgart

Irmer W, Baumgartl F, Grewe HE, Zindler M (1967) Dringliche Thoraxchirurgie. Springer, Berlin Heidelberg New York

Junge-Hülsing G (1977) Interne Notfallmedizin, 2. Aufl. Springer, Berlin Heidelberg New York

Leger L, Nagel M (1975) Chirurgische Diagnostik, 2. Aufl. Springer, Berlin Heidelberg New York

Naclerio EA (1971) Chest injuries. Grune & Stratton, New York London

Naumann H (1977) Kopf- und Hals-Chirurgie, Bd 1: Hals. Thieme, Stuttgart

Nockemann PF (1975) Die chirurgische Naht, 2. Aufl. Thieme, Stuttgart

Pichlmayr R (1976) Postoperative Komplikationen. Springer, Berlin Heidelberg New York

Reifferscheid M (1972) Chirurgie, 2. Aufl. Thieme, Stuttgart

Saegesser M (1972) Spezielle chirurgische Therapie, 8. Aufl. Huber, Bern

Siegenthaler W (1976) Klinische Pathophysiologie, 3. Aufl. Thieme, Stuttgart

Schwarz H (1977) Verletzungen des Herzens und der großen Gefäße. Huber, Bern Stuttgart Wien

Stradin P (1976) Diagnostic bronchoscopy, 3rd ed. Churchill Livingston, London New York

Vossschulte A, Zuckschwerdt L (1972) Chirurgische Differentialdiagnostik. Thieme, Stuttgart

Sachverzeichnis

W. Glinz
Thoraxverletzungen
Diagnose, Beurteilung und Behandlung

2., korrigierte Auflage. 1979. 133 Abbildungen, 31 Tabellen. X, 294 Seiten
Gebunden DM 78,–
ISBN 3-540-09695-7

K. H. Leitz
Zugangswege in der Gefäßchirurgie
1980. 177 Abbildungen. XI, 143 Seiten
Gebunden DM 98,–
ISBN 3-540-10168-3

G. Lob
Chronische posttraumatische Osteomyelitis
Tierexperimentelle und klinische Untersuchungen zu einer oralen antibakteriellen Vaccination

1980. 19 Abbildungen, 23 Tabellen.
IX, 108 Seiten
(Hefte zur Unfallheilkunde, Heft 145)
DM 48,–
ISBN 3-540-09946-8

A. Lüdtke-Handjery
Gefäßchirurgische Notfälle
1981. 59 Abbildungen, 19 Tabellen.
Etwa 270 Seiten. (Kliniktaschenbücher)
DM 29,80
ISBN 3-540-10471-2

H. R. Mittelbach, S. Nusselt
Die verletzte Hand
Ein Vademecum für Praxis und Klinik

4., neubearbeitete Auflage. 1979. 215 Abbildungen in 354 Einzeldarstellungen von J. Mittelbach. XVII, 277 Seiten
DM 34,–
ISBN 3-540-09474-1

Operative Dermatologie
Vorträge des 2. Symposiums für Dermatochirurgie Minden – Bad Salzuflen, 26. bis 28. Mai 1978
Herausgeber: K. Salfeld

1979. 155 Abbildungen, 17 Tabellen.
X, 265 Seiten
DM 98,–
ISBN 3-540-09497-0

Operationstechnik und technische Hilfsmittel in der Chirurgie
Vorträge der 146. Tagung der Vereinigung Niederrheinisch-Westfälischer Chirurgen vom 27. bis 29.9.1979 in Münster/Westfalen
Herausgeber: H. Bünte, R.-D. Keferstein

1981. 183 Abbildungen, 85 Tabellen.
Etwa 320 Seiten
DM 130,–
ISBN 3-540-10450-X

P. Tondelli, M. Allgöwer
Gallenwegschirurgie
Indikationen und operative Verfahren bei gutartigen Gallenwegserkrankungen

1980. 92 Abbildungen, 49 Tabellen.
XIII, 136 Seiten
Gebunden DM 98,–
ISBN 3-540-10039-3

Springer-Verlag
Berlin
Heidelberg
New York

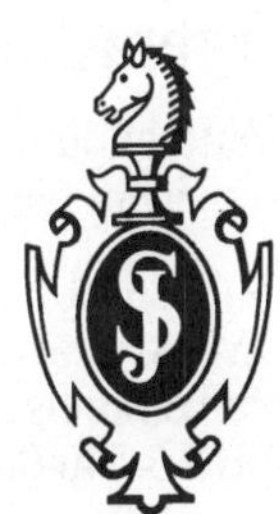

Fortbildung

(vorher Fachschwester/Fachpfleger)

Operative Medizin

Herausgeber: G. Gille, B. Horisberger, B. Kaltwasser, K. Junghanns, R. Plaue

H. W. Asbach, C. Herrmann-Schüssler, M. Lorenz

Urologie

Prae- und postoperative Behandlung und Pflege
Fortbildung

1980. 29 Abbildungen, 6 Tabellen. IX, 60 Seiten
DM 32,–
Mengenpreis ab 20 Expemlare: DM 25,60
ISBN 3-540-09835-6

G. Feldkamp, E. Koch

Der Brandverletzte

Behandlung, Pflege, Organisation

1981. 60 Abbildungen. XI, 97 Seiten
DM 39,80
Mengenpreis ab 20 Exemplare: DM 31,80
ISBN 3-540-08734-6

J. Hamer, C. Dosch

Neurochirurgische Operationen

Weiterbildung
Mit einem Geleitwort von K. Junghanns

1978. 80 Abbildungen. IX, 78 Seiten
DM 28,–
Mengenpreis ab 20 Exemplare: DM 22,40
ISBN 3-540-08631-5

B. Kaltwasser

Chirurgie der Knochen und Gelenke

Prae- und postoperative Behandlung und Pflege
Konservative Knochenbruchbehandlung

1981. 189 Abbildungen. Etwa 150 Seiten
ISBN 3-540-10451-8
In Vorbereitung

J. Menzel, B. Dosch

Neurochirurgie

Prae- und postoperative Behandlung und Pflege
Fortbildung
Geleitwort von K. Junghanns

1979. 40 Abbildungen, 1 Tabelle. IX, 48 Seiten
DM 29,50
Mengenpreis ab 20 Exemplare: DM 23,60
ISBN 3-540-09284-6

W. Saggau, T.-R. Billmaier

Herz- und Gefäßoperationen

Weiterbildung

1979. 110 Abbildungen. VIII, 104 Seiten
DM 36,–
Mengenpreis ab 20 Exemplare: DM 28,80
ISBN 3-540-08735-4

Springer-Verlag
Berlin
Heidelberg
New York

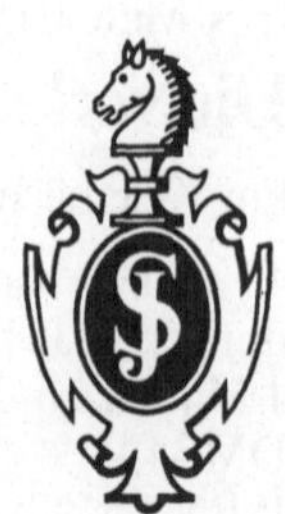